내 몸을 읽고 쓰는 힘
몸해력

내 몸을 읽고 쓰는 힘 몸해력

디아 지음

더퀘스트

* 《동의보감》 내용 발췌 부분은 한글완역본 《국역동의보감》(여강출판사)을 토대로 하였으며, 내용을 쉽게 다듬고 축약한 내용은 별도 표시했습니다.
* 《동의보감》 인용 대목 끝에 책이 표기된 경우는 《동의보감》 저술 당시 허준 선생이 인용한 당대의 의학서입니다.
* 본문 중 이용허락을 받지 못한 일부 저작물에 대해서는 연락이 닿는 대로 그에 따른 조치를 취하겠습니다.

들어가며

몸과 마음이 성치 않을 때

요가 강사로 10년째 살아가고 있습니다. 북에디터로 10년쯤 일하다가 요가와 명상도 가르치고 살면 참 좋겠다는 단순한 이유로 두 가지 일을 하며 살아온 지도 어느덧 10년이 지났습니다.

혹시 오해하실까 봐 미리 말씀드립니다. 책 만들고 요가하고 명상하면 고요하고 평화롭게 살겠다고 기대하시겠지만, 지적인 허울이 확 벗겨지는 바람에 얼굴이 붉어지기도 하고, 몸을 탓하면서 마음이 얼마나 나약해지는지 자주 경험하며, 뿌리 깊은 화를 알아보고 어쩌지 못해서 '하아!' 하고 하늘을 쳐다보는 일이 저에게도 그저 일상입니다.

생활은 잔잔하지만 거친 내 몸과 마음 상태를 직면하는 일이 곧 이 직업인 듯합니다. 그래서 때로는 이 직업을 갖지 않았다면 좀 더 편안했을지도 모르겠다는 생각을 합니다. 아쉽게도 '진정한 행복' 같은 고상한 것만 찾으려다 이렇게 되고 말았네요!

그렇지만 여러분도 짐작하다시피 어른으로 살아가는 어느 시점에는 '부드러운 직면'이 필요하죠. 우리는 몸과 마음의 상태를 그저 괜찮다고 생각하거나 모든 게 엉망이어서 피하려고 합니다. 직면보다는 눈 감기나 회피하기를 주로 선택하지요. 사실 진짜 괜찮아지려면 몸과 마음을 마주할 작은 용기와 실천이 있어야 하더군요. 안타깝게도 많은 사람이 이 단순한 사실(직면하고 실천하기)을 아프고 나서야 또는 아플 때가 되어서야 깨닫는 것 같습니다. 그래서 '몸과 마음이 성치 않네' 같은 자각은 반가워요. 진지한 자각은 분명 좋은 시작점이 될 테니까요.

몸과 마음을 연결하는 몸 이야기

몸과 마음이 성치 않은 원인은 무엇일까요? 어떤 현상이 일어나는 데에는 반드시 원인이 있습니다. 그 원인을 정확히 알아내기가 쉽지 않을 뿐이죠. 크게 보면 몸 관리를 잘 못해서일 수 있어요. 아니면 마음 씀씀이 때문일 수도 있겠지요. 무엇이 더 큰 원인인지는 사람마다, 시기마다 다 다를 거예요.

마음이 문제인데 몸만 치료한다면 몸은 여기저기 계속 안 좋을 수 있어요. 마찬가지로 몸 관리에 좀 더 신경 써야 하는데 자신에 대한 심리분석이나 생각만 가득하다면 전체적인 건강이 좋아지긴 어려울 겁니다. 몸과 마음의 건강은 따로따로가 아니라 함께 다루어야 좋아지죠. 사실 너무 당연한 이야기입니다. 그러나 몸과 마음을 연결하는 관점에서의 몸 이야기는 여전히 부족한 것 같아요.

저 같은 직업군은 자세와 운동법에 관한 질문을 자주 받습니다. “어깨가 말렸는데 뭐 하면 좋아요?” “허벅지 근육이 중요하다는데 뭐 하면 될까요?” “야, 뱃살 빼는 데 뭐가 제일 효과 있어?” 이런 질문에 저는 AI처럼 답할 수 있어요. 그러나 그렇게밖에 답할 수 없어서 씁쓸할 때가 많답니다. 다시 말해 좀 더 근본적이거나 중요한 이야기는 하지 못한다는 뜻이에요. 가령 자세가 많이 좋지 않은데(자세 때문에 다른 통증이 올 확률이 높은데) 뱃살 걱정이라니? 싶기도 하고, 여기저기 아프다는 이야기를 듣다 보면 몸이 아니라 마음을 먼저 돌봐야겠는데? 싶기도 하고, 몸 관리를 하는 방법이 잘못돼서 외려 다칠 수도 있겠다 싶기도 하거든요. 정작 중요한 것은 말하지 못하고 그저 "코어 근육 키우는 데는 스쾃이죠!" 같은 이야기만 해야 하는 안타까움, 상상이 가십니까?

농담처럼 말했지만 죽을 때까지 단 한순간도 떨어져 지낼 수 없는 시공간이자 그 누구도 나 대신 운용해줄 수 없는 '내 몸'에 관해 한번쯤은 진지하게 사색해보는 시간을 가져보는 것도 좋지 않을까요?

자기 몸을 느끼는 것에 대하여

사실 식당에서 들은 말 한마디 때문에 이 책을 쓰기 시작했습니다. 몇 년 전 서교동 어느 김밥집에 들어갔습니다. 요가 선생님들은 오전 수업과 자기수련이 끝나고 한두 시쯤에 첫 끼를 먹을 때가 많답니다. 사람은 몸이 고단하고 배가 고프면 힘은 없지만 정신이 맑아져요. 그럴 때 더러 괜찮은 생각이 떠오르기도 합니다. 마침 기억하고 싶은 생각이 떠올라서 짧게 메모를 했어요.

'책을 좋아하고 책에서 많은 지혜를 구할 수 있다고 믿었는데, 지혜의 보고인 몸이라는 책은 읽지 않았네.'

그때 식당 텔레비전에서 이런 말이 흘러나오더군요.

"자기 몸을 느끼면 이상한 거예요."

화면을 보니 어느 유명한 강연자가 몸이란 정상이면 의식되지 않는데, 주의가 간다면 탈이 난 것이라고 했습니다. 아마 그 자리에 다른 요가인들이 있었다면 저처럼 빙그레 웃었을 것 같아요. 요가인들은 몸에 주의를 기울이면 생각으로는 미처 알 수 없는 마음이 보인다는 사실을 경험으로 알고 있어요. 또 몸을 공부하면서 내 삶의 수수께끼가 풀린 경험도 적지 않아요.

몸과 마음은 연결되어 있고, 마음은 몸으로 말하며, 때로 몸이 말을 더 잘합니다. 몸에는 감정이라든가 자주 품었던 의도, 억눌렀던 욕망이 잠재되어 있어요. 알아주지 못한 마음이 몸으로 표현되기도 하고요. 몸을 통해서 몸 너머 마음까지 읽을 수 있는데? 몸을 쓰면서 정신건강까지 챙길 수 있는데? 몸으로 나를 더 잘 이해할 수 있는데…… 아니 그걸 느끼면 이상하다고?

몸해력이 필요해

문해력이 중요하다는 말 많이 들어보셨지요? 저는 그

에 못지않게 '몸해력'이 필요하다고 생각해요. 몸을 관찰하면서 마음까지 들여다볼 수 있고, 몸과 마음이 둘 다 건강해지는 길을 안다면 몸해력이 높다고 할 수 있지요.

요즘은 건강 프로그램이나 채널이 워낙 많아서인지 대부분 의학상식이 풍부합니다. 그러나 정보를 많이 안다고 해서 몸과 마음이 건강해지지는 않아요. 몸해력은 오직 자기 몸을 잘 읽고 일상에서 잘 써야 차근차근 높아집니다. 아마도 이에 관해서는 요가가 가장 전문적인 소견을 낼 수 있을지도 모르겠습니다. 요가는 무려 5,000년이 넘도록 이어온 몸과 마음을 닦는 수행 체계니까요.

몸과 마음을 연결해서 바라보는 관점이 요가철학의 훌륭한 점인데, 이 관점은 사실 동양의학 전반에 깔려 있습니다. 저도 요가를 통해 몸에 대해서 공부하기 시작했는데, 공부를 이어가면서 계속 동양의학과 만날 수밖에 없었어요. 동양의학에서는 늘 치료법보다는 예방법을, 단지 몸보다는 몸과 마음의 통합 치료를 권하죠. 이런 접근은 물리적인 치료를 보완하고 건강하게 살아가는 자세까지 가르쳐주기 때문에 아주 중요합니다.

3년 동안 인문의역학연구소 감이당에서 《동의보감》 전문全文과 관련 책들을 읽으며 세미나를 했는데, 그 시간들이 이 책의 토대가 되어주었습니다. 이와 함께 요가와 명상 수련을 하면서 겪은 경험과 만났던 사람들의 이야기도 차곡차곡 쌓여왔습니다. 이 책에는 여러 사람의 몸과 마음에 얽힌 사연들이 나옵니다. 모쪼록 이 이야기들이 여러분 자신을 이해하는 언어로 쓰이길 바랍니다. 또한 몸이 알려주는 심리가 궁금한 분, 마음까지 건강해지는 몸 쓰는 법을 배우고 싶은 분, 몸과 어떻게 관계를 맺으며 살면 좋은지 알고 싶은 분에게 이 책이 두루 도움이 되길 바랍니다.

몸 읽기와 몸 쓰기

한국 사람의 우울장애에 관한 연구를 보면 특이하게도 건강염려증 이야기가 먼저 나온다는 사실을 아시나요? 실은 마음이 우울한 상태인데 몸의 이상 반응을 걱정한다는 뜻입니다. 그래서 정신건강의학과를 찾기보다는 소소하게 앓으면서 한참을 보낸 다음에야 '아, 마음이 문제였구나' 하고 비로소 깨닫는다고 해요. 그렇다면 몸 여기저기에서 이상 신호를 보내올 때 이와 관련된 마음은 무엇일까 하고 물어보면 어떨까요? 1장에서 몸에게 안부를 묻는 법, 몸을 챙기는 태도를 알아본다면, 2장에서는 요가이론을 바탕으로 몸 읽기를 해봅니다. 몸에 나타난 심리, 마음에 영향을 끼치는 몸 이야기를 만날 수 있습니다.

불안이 어떻게 몸으로 표현되고 어떤 방식으로 다스려야 좋은지를 알아보고, 열정과 신장의 상관관계를 살펴보고, 지금에 맞는 열정이 무엇인지 사유해봅니다. 임신과 출산을 어떻게 준비해야 하는지 알아보고, 아울러 창조성에 대해서 살펴봅니다. 자존감이 낮아질 때 몸과 나를 보호하면서 사회생활을 하는 방법을 찾아봅니다. 호흡이 건강에 끼치는 영향과 심신이완을 도와주는 호흡법을 알아보고, 목소리와 심리의 관계도 살펴봅니다. 만성 통증이나 질병을 어떠한 태도로 다룰지 공부해봅니다.

3장에서는 몸을 쓰는 방법과 내 삶에 바로 도입할 수 있는 실천 아이디어를 찾아봅니다. 몸을 써야 하는 이유와 더불어 몸 관리를 지속하기 어려운 분들이 어떻게 꾸준함을 기를 수 있는지를 살펴봅니다. 몸 감각을 활용해서 건강도 좋아지고 명상 효과까지 얻을 수 있는 간단한 방법을 알아봅니다. 단지 무슨 운동을 하라는 식이 아니라 일상에서 나에게 필요한 움직임이 무엇인지 생각해보고, 자세를 바르게 하는 방법을 알려드립니다. 그리고 동양철학에서 알려주는 에너지 관리법도 공부해봅니다. 끝으로 일상에서 실천하면 좋은 작은 습관들을 소개합니다.

요즘 몸 좀 어떠세요?

몸을 통해 나를 찬찬히 이해해보는 시간, 지금부터 시작해보겠습니다.

2024년 여름날에

디아 씀

차례

1장

몸 좀 어떠세요?

몸과 마음은 반대 방향으로
서로를 잡아당기기 시작하여
우리 에너지를 흩어져 사라지게 한다.

— B. K. S. 아헹가

“몸은 괜찮으시죠?”

“몸 좀 어떠세요?”

어쩌다 제 입에 붙은 직업성 멘트입니다. 가게 주인이 손님에게 건네는 “어서 오세요, 잘 지내시죠?”와 비슷한 인사말입니다. 그런데 “어서 오세요, 잘 지내시죠?”보다는 구체적이어서 그런지 뜻밖에 상세한 답변이 돌아오곤 합니다.

“요즘 술을 많이 마시는 바람에 몸이 찌뿌둥해요. 운동을 좀 해야겠어요” 같은 말에서 상대의 사생활을 알게 되거나 “얼마 전에 척추협착으로 고생 좀 했어요. 게다가 병원마다 검사 결과가 달라서 난감하더라고요. 못 걷는 줄 알고 얼마나 놀랐는지! 아무튼 지금은 많이 좋아졌어요” 처럼 최신 건강 소식도 듣습니다.

보통 병원은 아플 때만 가기 때문에 의사 선생님한테는 아픈 이야기만 하게 마련입니다. 하지만 저처럼 건강을 돌보지만 직접적인 의료 행위를 하지 않는 직업인들은 결이 다른 이야기를 듣습니다. 마치 스스로 묻고 답하는 자기 안부 같은 말이 많지요.

보통 어떻게 지내느냐는 질문을 받으면 대답이 한정적이잖아요? 잘 지낸다고 하자니 그게 맞나 싶고, 못 지낸다고 하자니 또 좀 그렇고. 저는 겨우 고르는 답이 "네, 괜찮아요"나 "네. 잘 지내시죠?" 하고 얼버무리며 같은 질문을 되돌려주곤 해요.

그런데 "몸은 좀 어때요?"라고 물으면 사람들은 어떻게 지내는지 훨씬 구체적이고 솔직하게 답할 수 있습니다. 만약에 친구에게 답한다면 이런 식이 될 거예요.

"아침에 일어나니까 뒷목이 뻐근했는데, 생각해보니 일하는 꿈을 꿨네? 꿈속에서도 계속 일했다니까."

"요새 나도 모르게 자꾸 한숨을 쉬어. 후— 하면 좀 살 것 같거든."

"주말에 자도자도 계속 졸려. 아무 생각도 하기 싫고 그냥 잠만 자고 싶어."

몸에게 안부를 물어주세요

사소한 몸 이야기 속에 마음 풍경이 살짝 보이시나요?

잠깐만 시간을 내서 몸의 안부를 물으면 미처 알아주지 못한 마음이 보일 거예요. 삶을 경기장처럼 여기며 힘껏 달리다 엎어져서 입은 상흔은 물론이고, '나'라는 사람이 어떤 태도로 살고 있는지, 요즘 무슨 일에 시달리며 버거워하는지, 그래서 마음자리가 어떠한지 같은 구구한 사연들이 말입니다.

사연들은 저마다 다르지만 그 주제는 거의 하나예요. 몸의 말들을 통역하면 대개 '요즘 내 상태가 안 좋으니까 관심을 가져주세요'랍니다. 허리가 아프거나 잇몸이 욱신거리거나 배가 더 나왔다는 이야기 속에 잠재된 마음이 그렇습니다.

낯간지러운 걸 싫어하는 우리는 '나에게 관심 가져주세요' 같은 속말은 잘 하지 않아요. 당연히 타인에게도 하지 않죠. 그러나 내 마음은 '내 상태가 안 좋으니까 관심을 가져달라'고 몸으로 말할 때가 있습니다. 그런 마음은 읽어주지 않으면 '읽지 않음' 상태로 남아 있다가 알 수 없는 통증으로 바뀌어 나타나곤 해요. 통증이 나타나면 그제야 나에게 관심을 갖게 되는 패턴, 다들 익숙하시죠?

스스로 '몸 좀 어때?' 하고 물어보기는 자기와 대화를 시작하는 좋은 방법입니다. 몸에 대한 이야기는 몸에서 그치지 않고 어느새 마음으로, 삶으로 확장되지요. 그래서 단순히 건강 이야기도 좋지만, 자신과 대화하는 창으로서의 몸 이야기를 나눠보려고 합니다. 자, 여러분은 요즘 몸 좀 어떠세요?

치유 시스템 켜기

혹시 아파서 병원에 다니던 중에 저절로 나은 경험이 있으세요? 돌이켜보면 병원에서 처방해준 약(소염제, 소화제, 수면제 등)을 먹을 때는 별 효과가 없었다가 오히려 검사만 잔뜩 하는 사이 시간이 지나면서 통증이 저절로 사라진 경험 말이에요.

치유의 과정은 이렇습니다. 몸은 균형을 찾고 싶어서 통증이라는 카드를 던져요. 통증은 강렬하게 싫은 느낌을 동반하기 때문에 비로소 나에게 관심을 가집니다. '아야!' 할 정도로 신호가 오면 비로소 바깥으로 향해 있던 시선이 안으로 향하지요.

내 시선은 대개 남들의 인생, 돈과 사랑, 칭찬과 모욕, 온갖 세상사, 연예인 가십, 인기 콘텐츠, 유머 등을 따라다니죠. 매우 흥미로우니까요. 그런데 아프면 어쩔 수 없이 밖에 나가 있던 관심이 안쪽으로 돌아옵니다.

병원에서 애꿎은 검사들을 하면서 생각합니다.

'왜 이러고 사는지…….'

'그렇게 무리했나?'

'뭘 잘못 먹었지?'

'요새 잠을 제대로 못 잔 것 같네…….'

이렇게 스스로 일상을 돌아보게 되는데, '내가 좀 그런 편이지' '그런 습관이 있지' 하고 이미 알던 것을 다시금 확인하면서 잘못된 습관을 잠깐 멈춥니다. 이때 생활습관만이 아니라 마음 습관도 바라볼 수 있죠.

'걱정이 너무 많았어' '하고 싶은 게 많아서 뭐 하나에도 집중을 못했네' '그 사람을 심하게 미워했지' 등 내가 나를 아프게 하는 마음을 자주 먹어왔음을 슬쩍 알아차립니다.

우리는 음식처럼 이런저런 마음을 먹으며 살아갑니다. 상한 음식을 먹으면 식중독에 걸리듯 미움, 열등감, 분노 같은 마음을 많이 먹으면 큰 탈이 나기도 합니다.

시선을 안으로 돌리면 자신이 어떻게 생활했는지, 마음자리가 어떠했는지가 언뜻 보입니다. 그러면 들쭉날쭉하는 감정의 변화가 조금 수그러들어요. 화도 좀 덜 내고, 너무 즐거워하지도 않아요. 평소보다 차분해지고 평정한 마음이 이어집니다.

단순하게 생각하면 몸이 안 좋으니 기운이 빠져서 화도 덜 내고 덜 웃는 게 아닌가 싶겠지만, 실은 밖에서 일어나는 일 하나하나에 참견하고 잘잘못을 따지고 내 의견을 보태면서 반응하느라 곤두세웠던 안테나를 내부로 돌렸기 때문이에요.

우리의 눈과 귀는 언제나 밖을 향해 열려 있죠. 열린 곳으로 정보가 계속 쏟아져 들어옵니다. 상사의 표정 변화, 후배의 태도, 친구의 행동, SNS의 반응이 하나하나 포착되고 감정이 출렁출렁합니다. 짜증나고 화나고 슬프고 심심하고 즐겁고 짜릿하고 간섭하고 싶고 등의 감정 변화가 일어나는데, 외부로 눈과 귀가 얼마나 열려 있느냐에 따라 그만큼의 파고를 겪게 됩니다. 그런데 몸이 아프면 밖에 대한 관심이 줄어드니 눈을 조금은 감고 귀를 조금은 닫게 됩니다. 이때 감정 변화에 따른 에너지 소모가 줄어들므로 평소보다 에너지가 남지요. 그 힘은 마음이 기우는 곳에 쓰입니다. 그곳이 내 몸이면 스스로를 치유하기 시작합니다.

마음을 기울이면 뭐든 좋아져요. 예를 들어 내가 글씨 쓰는 데 마음을 기울이면 좀 더 반듯하게 쓰게 되고, 요리하는 데 마음을 기울이면 요리법을 몇 가지라도 더 배우게 되고, 한 사람에게 마음을 기울이면 그 사람을 좀 더 이해하게 되죠.

이것이 마음의 힘, 곧 주의력의 기능입니다. 마찬가지로 몸의 안 좋은 부위에 마음을 기울이면 그쪽이 좀 편안해져요. 자가 치유도 결국 마음의 힘을 몸을 돌보는 데로 돌리면서 일어나는 것으로 설명할 수 있어요.

내 몸에 무관심해서 생긴 병이라면 불편한 부위에 마음을 기울이는 것, 마음의 초점을 외부가 아닌 내부로 돌리는 것만으로도 치유가 시작됩니다. 큰 병이 아니라면 대부분 이런 방식으로 낫습니다. 병원에서 검사받고 쉬는 동안 저절로 낫지요. 이때 처방약과 주사는 살짝 거들 뿐 몸 스스로 치유했다고 해도 과언이 아닙니다. 몸에 마음을 기울이면서 치유 시스템이 가동된다는 사실은 대단한 진리인데, 너무 단순해서인지 아니면 당연하다고 여겨서인지 그 원리에 대해 질문하는 사람이 많지 않습니다.

우리는 평생 몸을 운용하며 살 수밖에 없습니다. 어떤 치유든 그 시작은 밖을 향해 있는 마음을 치유가 필요한 내부로 돌리는 것부터라는 사실을 기억하세요. 내 몸으로 주의를 돌리는 일은 자가 치유 시스템의 전원 단추를 누르는 것과 같답니다.

예민한 마음이 몸에 문제를 일으킬 때

소원 씨는 병원에 자주 다닙니다. 위장병, 두통, 요통 등 그때그때 통증이 달리 나타납니다. 돈 벌어서 병원 갖다준다는 말이 농담만은 아닌 것 같아요. 아플 때 회사보다 의사를 택하는 편인가요? 그렇다면 당신은 소원 씨처럼 누구보다 성실한 직장인일 겁니다.

소원 씨는 한 회사를 10년째 다니고 있습니다. 40대가 10년째 한 회사에 다닌다고 하면 대단하다 싶지만 크게 놀라지는 않습니다. 그런데 30대가 10년째 한 회사에 다닌다면 꽤 놀랍니다.

피가 끓는 시기에 한 회사에 오래도록 다니는 일은 보통 일이 아닙니다. 왜냐하면 '내가 지금 더 나은 기회를 놓치고 여기서 이 모양'이라는 생각과 엄청나게 싸워야 하니까요. 제가 너무 대단하다고 했더니 이런 대답이 돌아왔습니다.

"제가 소심해서 그렇죠, 뭐."

버티기는 아무나 못합니다. 특히나 20~30대에 버티기는 굉장한 내공이 있거나 내공이 길러지는 중입니다. 물론 저마다 길이 다르니까 버티기만이 정답은 아니지만, '특정 시기'는 버티기가 정답일 수 있습니다. 스스로 '지금은 버티는 수밖에 없다'라고 판단했다면, 부디 잘 버티기 바랍니다. 다만 이때 잘 버티고 있는지 제대로 확인했으면 해요.

소원 씨는 스트레스, 신경성 같은 모호한 원인으로 나타나는 병을 골고루 앓고 있습니다. 자신은 '몸이 예민하다'고 하더군요. 저는 예민한 마음이 몸에 반응을 일으키는 거라고 정정해주었어요. 몸이 여기저기 '이유 없이' 아프다는 것은 분명히 마음에 문제가 있기 때문이에요. 몸이 예민해서가 아닙니다. 예를 들어 지금의 위장병은 약으로 가라앉힐 수 있지만, 마음은 깊은 속마음을 알아줄 때까지 이곳저곳 장소를 바꾸어가며 계속 메시지를 전달할 거예요.

소원 씨처럼 심리적인 원인으로 잔병이 반복된다면 단지 몸의 병으로만 바라보면 안 됩니다. '이제야 몸을 통해서 내 예민함을 제대로 탐구해볼 시간이 왔다' 하고 다른 관점에서 접근해야 해요. 마음으로 만든 병은 마음을 이해해야 나을 수 있습니다. 저는 몸을 돌보는 일을 할수록 오히려 마음이 정말 중요하다는 생각이 들었습니다. 마음의 병으로 몸이 안 좋아지는 경우를 자주 보았거든요.

혹시 스트레스로 일어난 몸의 통증이나 병에만 온 신경

이 집중되어 있다면 몸보다는 '어떤 마음을 몰라주고 있는지'로 주의를 돌리는 편이 좋습니다. 너무나 뻔하고도 한편으로는 모호한 스트레스라는 상태는 한마디로 '이 병의 원인은 몸보다는 마음에 있습니다'라는 진단과 같잖아요. 우리는 보통 어떤 사람 또는 어떤 일 때문에 스트레스를 받는다고 생각해요. 그러나 그런 부류의 사람(대표적으로 그 사람일 뿐), 그런 종류의 일(대표적으로 이번 일일 뿐)을 만났을 때 '이런 일에 내가 어떻게 대응하지?' '내 마음이 자동반사로 어떻게 움직이지?'라고 자문한다면 자기도 모르게 명상을 시작한 셈입니다.

내 심리적 대응방식을 알아내는 것은 명상의 중요한 영역입니다. 명상이란 눈 감고 앉아서 숨이나 쉬는 게 아니고, 일상에서 내 마음의 작용 패턴과 심리적 대응방식을 알아차려서 더 수월하게 대응하는 연습을 하는 일입니다. 심리상담과 정신과 치료처럼 전문가의 도움을 받아 연습할 수도 있지만, 명상을 통해 스스로 접근하기도 합니다. (이에 대해서 좀 더 자세히 알고 싶다면 저의 명상 관련 책《1일 1명상 1평온》과《나에게 다정해지기로 했습니다》를 읽으셔도 좋습니다.)

그런데 실제로 명상을 해보면 생각보다 내 마음을 보는 일이 어렵다는 사실을 알 수 있을 겁니다. 그 어려움을 누구보다 제가 잘 알고 있기 때문에, 이 책에서는 마음을 보는 중간 단계로서 몸을 활용해보려고 합니다. 사람들에게 마음을 보라고 하면 너무 감상적으로만 접근하거나(심각한 과거를 떠올리며 울어야 하는 거 아니야?) 답답하게 느끼거나(내가 왜 지금 여기서 그래야 하는데?) 단지 불편하게 여겨서(그냥 좀 편하게 잠이나 자면 안 돼?) 거부감을 가지는 경우가 많아요. 아니면 자기도 모르게 자기 수준에는 맞지 않는 철학을 논하는 데 빠져서 정작 일상에서 일어나는 자기 마음을 보는 데는 무척 서툰 채로 멈추고 맙니다.

"요새 마음이 어때요?"라고 물으면 답을 잘 못하지만, "요새 몸이 어때요?" 하면 부담 없이 마음을 조금씩 드러내며 편하게 말할 수 있는 만큼, 이제부터는 몸 이야기로 자기 마음을 보며 이해하는 시간, 곧 명상이 되는 시간을 가져보려고 합니다.

몸으로 알 수 있는 마음에 대해서 훌륭한 틀을 제공하는 것이 요가의 '차크라 시스템'입니다. 이는 2장 몸 읽기에서 본격적으로 다루겠습니다.

어른을 위한 건강의 기준

저는 몸이 안 좋아서 요가를 시작했지만, 30대에는 요가가 주는 마음의 안정감이나 집중력 같은 정서적인 이익이 더 크게 다가왔습니다. 요가가 준 실제 건강상의 이익은 오히려 별로 의식하지 못했습니다. 일반 회원으로 꾸준히 요가를 했다면 몸이 좋아지는 느낌을 자주 느꼈을 테지만, 사람 마음이 본래 좋아진 것보다 지금 안 좋은 쪽으로 기울잖아요? 저는 수련하고 수업하면서 부상을 자주 입었고, 수련을 열심히 하는 시기일수록 체력 소모가 커서 늘 힘없이 '흐물흐물'한 채로 다녔다는 표현이 꼭 맞습니다. 아마 독자 중에 요가 강사가 있다면 제가 무슨 말을 하는지 잘 아실 겁니다.

어느 날 있는 체력 없는 체력 다 끌어다 쓰는 것 같고, 사람을 만나는 것도 부담이 되어서 건강을 핑계대고 결근했습니다. 이때 쉼은 다른 직장인과 마찬가지로 단지 일하기 위한 쉼입니다. 제가 이 직업을 갖기 전에는 요가 강사분들이 늘 활기차고 웃음을 머금고 있고 한가하게 보였습니다. 하지만 직접 강사 생활을 해보니 다른 사람들에게 잠깐 보여주는 시간의 이면에는 늘 기운 없고 나른한 상태가 있음을 알게 되었죠. 그렇게 해서 에너지를 보존

하지 않으면 이 생활을 길게 이어갈 수 없다는 사실까지 말이지요.

물론 요가 수련 자체는 언제나 옳습니다. 현실에 불만이 가득한 날이나 몸 상태가 아주 나쁜 날, 수련하고 나서 불만이 만족으로 바뀌지 않은 적이 단 한 번도 없었거든요. 그러나 생활인으로서 그날그날 수련이 늘 힘들고 수업을 진행하는 데 힘이 달리는 느낌이 드는 것도 사실입니다. 그래서 강사가 되고 나서는 하루하루 건강이 좋아지는지를 생각할 여유가 없었나 봅니다. 도리어 자잘한 부상으로 몸이 더 나빠지는 건 아닐까 의심하곤 했죠. 그런데 최근에야 요가 덕분에 건강해졌다는 사실을 깨달았습니다. 이 인과관계를 아는 데 족히 10년이 걸린 거예요.

30대까지는 사람들이 대체로 건강합니다. 설사 아프더라도 금방 낫고 큰 병도 잘 걸리지 않는 데다가 또래들도 거의 다 그렇기 때문에 건강이 주된 관심사인 경우는 많지 않습니다. 그런데 이제껏 조금씩 쌓여온 건강하지 못한 습관이 병으로 드러나는 시기가 오고야 말더군요. 40대가 되면서 생활습관이 어땠는지, 마음이 안정되어 있는지가 성적표처럼 몸에 하나하나 드러납니다.

마흔 살부터는 얼굴에 책임감을 가지라고 하는데, 실은

몸에 책임을 져야 한다는 말이 더 정확합니다. 얼굴은 몸의 일부분일 뿐이고 요즘은 인상 꽤나 쓰며 살았어도 돈 들이면 금방 얼굴을 펼 수 있는 시대죠. 얼굴을 좋아 보이게 만들기는 쉽습니다. 그러나 몸은 돈을 들인다고 해서 금방 좋아지기가 어렵습니다.

제 지인들을 보니 아프면 아픔 자체보다 일상에 균열이 생기는 것을 더 불편해하더군요. 직장에 못 나가거나 주변에 자신의 상태를 알려야 하고, 계획에 없던 병원에 가야 하고, 병원비로 큰돈이 나갈 수도 있으니까요.

최근 몇 년 사이에 제 친구들도 직업적 특성이나 잘못된 생활습관으로 말미암아 병이 오기 시작했습니다. 요가를 만나지 않았다면 나에게도 저런 병이 진즉에 왔을지 모릅니다. 그러면서 그동안 체력을 털어 써서 하루 쉬어야 한다느니 허리와 어깨를 다쳐서 치료받으러 다닌다느니 하는 작은 불편들이 큰 병을 막아주고 있었다는 사실을 새삼스럽게 깨달았습니다.

저는 요가 수련을 위해 매트 위에서 몸을 비틀고 땀을 흘리면서 자세가 교정되고 체력과 혈액순환이 좋아졌을 겁니다. 여기에 몸을 쓰면서 생활습관이 조금씩 개선되었다는 점이 더해졌겠죠. 가령 앉아 있는 시간이 예전의 반도 안 되게 줄었고, 더 많이 움직이고, 덜 해로운 음식을 먹고, 덜 해로운 장소에 가고, 인간관계에 쓰는 잔신경이 줄고, 쓸데없는 약속을 만들지 않고, 유튜브나 OTT 같은 콘텐츠를 덜 보고, 혼자 다니니까 비교 대상이 줄어서 심적으로 괴로울 일이 적어지는 등 일상의 변화가 건강한 환경을 만들어주었다고 생각합니다.

최근 들어서야 저도 좀 진지하게 건강한 상태가 무엇인지 질문하게 되었습니다. 예전에는 막연하게 남들보다 지치지 않고, 잘 다니고, 아무거나 잘 먹고, 잘 자면 건강한 것이라고 생각했어요. 이제야 그것이 건강의 기준이 아니라는 것을 알았습니다. 근육량이나 유연성의 정도만으로는 건강의 기준이 될 수 없다고 생각해요.

삶의 다양한 국면을 맞이할 수밖에 없는 성인에게 건강의 기준이나 의미는 달라야 합니다. 한번 이런 질문에 답해보세요.

계속 안고 가야 하는 병이 있는 사람은 건강하지 않은 사람인가요? 부지런하고 마음 편하게 잘 사는 사람이 운동을 하지 않는다면, 그는 건강하지 않은 사람인가요? 무엇보다 몸 상태는 괜찮은데 정신적으로 점점 안 좋아지고 있는 사람은 건강한 사람이 맞나요?

사람마다 삶은 다양하며, 한 사람도 살면서 다양한 시기를 거칩니다. 어떤 지병이 있든, 체중이 얼마든, 운동을 하든 하지 않든 지금 몸과 마음의 조건과 생활 안에서 나름대로 건강을 유지할 수 있다고 생각합니다.

그런 관점에서 제가 생각하는 건강이란 그저 아프지 않고, 건강을 망가뜨리는 습관을 덜 갖고, 정서적으로 안정되어 있는 상태입니다. 가만히 보면 요가 수련자들은 굳이 말로 정의하지 않으면서도 자연스럽게 이러한 기준을 갖고 실천해가는 것 같아요. 이런 기준이 있으면 건강에 대해서 쓸데없이 걱정하지도, 건강에 대해서 자신하지도 않으면서 꾸준히 관리하며 살아갑니다.

- 지금 아프지 않다.
- 몸을 망가뜨리는 습관을 덜 갖고 있다.
- 정서적으로 안정되어 있다.

건강에 대한 기준을 이렇게 잡으면 내가 무엇을 하면 좋은지 쉽게 알 수 있습니다. 대개 생명에 지장이 없는 병은 주로 잘못된 자세에서 비롯됩니다. 또 생명에 지장을 주는 큰 병(오장육부, 심장, 뇌와 관련된 병)은 주로 유전적 요인이나 생활습관 때문에 생기죠. 통제할 수 없는 유전적 요인을 조건에서 제외한다면 할 수 있는 일은 자세를 반듯하게 하고 건강한 생활습관을 들이는 것입니다. 그러면 정서적 안정은 저절로 따라옵니다.

마음까지 건강해지는 몸 챙김

저는 어떤 원리를 설명할 때 '돈'에 비유하면 사람들의 눈이 빛나며 초점이 또렷해지는 현상을 경험한 다음부터 몸이든 마음이든 자주 돈에 비유합니다.

초보 투자자의 공통적인 실수가 무엇인지 아시나요? 가장 중요한 질문을 하기 전에 '지금 어디에 돈을 넣어야 하는가' '최대 수익률을 내는 곳은 어디인가' 같은 질문에 먼저 마음을 빼앗기는 바람에 투자가 아닌 돈 놓고 돈 먹기 게임을 하느라 수익은커녕 게임 비용만 지불하고 만다는 사실입니다.

투자를 시작할 때 돈은 어떻게 세상을 움직이는가, 인간의 심리는 돈에 어떻게 반응하는가를 물을 수 있다면 적어도 돈을 덜 잃을 것입니다. 물론 실수로 돈을 잃는 것도 어떤 면에서는 값진 경험입니다. 왜냐하면 자기 돈이 훅 사라져보면 그제야 돈의 속성과 실체, 돈에 얽힌 사람들의 욕망이 보이면서 인생 수업을 하게 되니까요. 좀 더 공부하면서 현명하게 돈을 다루어야 한다는 사실을 뼛속에 새긴다면 그 수업료는 유익하게 쓰이는 셈입니다.

몸 이야기도 마찬가지입니다. 몇 킬로그램 감량, 체지방 지수, 통증 제거, 병원의 검사 결과치 등에 먼저 마음이 쏠리면 마음이 몸에 어떤 작용을 하는지, 우리는 몸과 어떻게 관계를 맺으며 관리하면 좋은지 같은 근본적인 질문은 건너뛰게 됩니다.

그런 질문은 지나치게 추상적인 데다가 현실감도 없어서 시간 여유가 있을 때에나 해보겠다며 넘어가고 싶을 겁니다. 그러나 처음부터 이런 질문을 던질 수 있다면 몸과 마음이 함께 건강해지는 길을 찾을 수 있습니다.

저는 요가에 빠져들 때 요가철학을 먼저 읽었을 만큼 지적인 호기심이 많습니다. 그러다가 요가에 재미를 붙이니 몸에 대한 집착이 상당히 강해져서 '뭔가 요가의 본래 취지랑 맞지 않는 것 같은데 왜 더 집착하게 되지? 근데 요가는 좋단 말이야!' 하고 마음이 자꾸 헷갈렸습니다.

요가이론에서는 몸에 대한 집착에서 자유로워지는 것이 요가의 목표라고 분명히 설명해놓았거든요. 그러나 실제로 제가 요가를 하고 다른 사람들이 요가 수련하는 모습을 보며 시간이 흐르는 동안 그 목표는 늘 이해될 듯 말 듯했습니다. 도대체 몸을 잘 다루면서 몸에 대한 집착을 끊어낸다니, 무슨 말이지? 몸을 잘 다루려면 집착하게 마련이고, 몸에 덜 집착하면 몸을 덜 관리하게 될 텐데, 이런 모순이라니!

몸을 잘 다루면서도 몸에 집착하지 않는다는 이 모순이 풀리는 데는 지금까지의 시간이 필요했나 봅니다. 이제야 겨우 관점이 바로 섰다는 생각이 들거든요. 물론 관점이 잡혔다는 것이 몸을 잘 다루면서도 몸에 집착하지 않는 경지가 되었다는 뜻은 결코 아닙니다. 이제야 내 안에 모순이 생기지 않는다는 뜻입니다. 그 관점이 정리되니까 머릿속이 후련해지는 것은 물론 요가가 어떤 처지에 있는 사람에게든 도움이 되겠다는 생각이 들었습니다.

제가 한창 고난도 요가 동작에 빠져 있을 때는 '몸'만 보였습니다. 그러다 보니 참선을 많이 해서 무릎이나 허리가 안 좋은 스님들이 안타까웠습니다. '정신세계를 탐구한다고 몸을 버리는 건 어리석어.' '몸을 단련하면서도 정신을 똑바로 할 수 있는데.' 이런 생각에서 더 나아가 '저건 도가 아니야' 하며 하룻강아지 같은 생각도 품었죠.

지금은 그때 생각이 몹시 짧았다고 느낍니다. 사람들은

더 큰 목표를 위해서 소중한 것을 기꺼이 희생하기도 하니까요. 이때 몸은 삶에서 부차적인 문제, 집착을 끊어야 하는 대상이에요. 붓다는 제자들에게 평생 사념처四念處 수행을 가르쳐서 몸이 아름답다, 깨끗하다, 이 몸은 영원하다, 내 몸은 내 것이라는 관념을 남김없이 부수게 했습니다.

그러나 평범한 우리에게 이런 궁극의 통찰은 너무 먼 이야기입니다. 우리는 몸에 강하게 매여 있어요. 몸에 별 관심이 없는 편이라면 더욱 그러합니다. 몸에 관심이 없을수록 감각이 원하는 달콤함에 끌려다니다가 몸이 상하고, 그러고 나서야 몸을 걱정하는 사이클에 빠지기 쉬우니까요. 결과적으로 몸에서 더욱 자유롭지 못하게 되죠.

아니면 여러분은 반대로 몸에 관심이 많은 편인가요?

요즘에는 운동을 열심히 해서 몸 관리를 잘하는 '오하운(오늘 하루 운동)'족이 많습니다. 이들은 몸 관리로 보람을 얻고 자기를 표현하는 데 열심입니다. 그런데 몸 관리는 정신건강의 토대이긴 하지만, 몸 관리만으로 정신이 무조건 건강해지지는 않습니다.

시간과 마음의 여유가 있어서인지, 부자들은 대개 몸 관리를 잘합니다. 일대일 수업을 해보면 몸도 건강하고,

요가 실력도 이 정도면 혼자서도 충분히 잘할 것 같은데 왜 배우러 오나 싶기도 해요. 그런데 요가가 끝나고 명상이 시작되면 그 의문이 풀립니다. 몸만큼 마음이 튼튼하고 매력적이지 않아서였던 거예요.

우리도 잘 알고 있듯이 연예인이나 운동선수는 몸 관리의 '끝판왕' 같은 직업인이에요. 그렇지만 그들의 마음이 그만큼 건강한지는 장담할 수 없습니다. 연예인의 공황장애나 우울증 이야기를 다들 들어보았을 거예요. 확실히 몸을 단련하면 정신이 건강해지지만, 그 인과관계가 반드시 성립하지는 않는다는 것을 방증하죠. 대개는 허약한 몸이 건강해지는 과정에서 마음도 건강해집니다. 그러나 몸은 제법 관리되고 있지만 마음은 시름시름 병이 들 수도 있습니다.

따라서 마음까지 건강해지는 몸 챙김을 배울 필요가 있습니다. 이로써 몸을 잘 관리하면서도 몸에 집착하지 않는다는, 문장으로 보면 모순인 듯한 내용도 분명히 이해할 수 있습니다.

왜 먼저 몸을 챙겨야 할까요?

당연해 보이는 질문이지만, 이에 대한 답이 '건강해지려고' '멋져 보이려고'에 그치면 곤란합니다. 오히려 정신적인 목표를 우선으로 잡는 편이 좋습니다. 몸을 관리하는 이유가 마음을 돌보기 위해서, 정신건강을 위해서일 때 몸과 정신이 건강해지는 두 마리 토끼를 잡을 수 있습니다.

조금 더 풀어 이야기하자면 '몸이 건강해야 마음도 건강할 수 있으니까 몸을 챙기는 거야'라거나 '마음을 건강하게 하려고 요새 운동하고 있어'라고 목표를 정리하면 좋습니다. 그리고 지금 몸이 아프고 빠른 회복이 어렵다면 '지금 몸은 좀 안 좋아도 마음만은 건강을 유지할 거야. 그래야 몸에도 좋아'라고 동기부여를 하는 겁니다.

몸 챙김의 으뜸 동기는 언제나 마음건강이어야 합니다. 더 단호하게 말하면 마음건강을 위해서 몸을 챙기면 몸은 당연히, 필연적으로 좋아집니다. 그러나 몸 건강, 외모, 건강검진 결과 수치, 치료 경과만 목표로 삼으면 마음건강은 간과될 수 있습니다. 그런 눈에 보이는 것들이나 수치들을 목표로 삼으면 계속 변수가 생기고 결과가 안 좋거나 못마땅할 때도 있는데, 그 변화 하나하나에 일희일비한다면 마음이 얼마나 피로할까요. 게다가 몸을 데리고 살아간다는 자체가 크고 작은 욕망에 계속 끌려다닌다는 뜻이기도 합니다. 그 욕망들 때문에 수시로 탈이 나는 게 우리 삶이라는 건 감출 수 없는 진실입니다.

온갖 삶의 변수 앞에서 흔들리는 몸과 마음, 나대로는 애쓰는데 지지부진한 느낌, 내 의지력에 대한 원망 등이 살아가는 내내 우리를 괴롭힐 거예요. 여기에 나이 듦과 질병이 삶의 일부라는 엄연한 진실도 있죠. 그래서 몸을 챙길 때 불완전한 몸에 초점을 맞출 것이 아니라 '마음건강'을 우선순위로 두는 태도가 필요합니다. 본격적으로 몸 읽기와 몸 쓰기에 앞서 몸 관리를 할 때의 좋은 태도에 관해 한번 짚고 넘어가겠습니다.

몸 챙김의 결과에 대처하는 태도

우리가 보통 몸을 대하는 태도는 크게 셋으로 나뉩니다.

- 몸을 초월해서 산다.
- 몸에 집착해서 산다.
- 몸을 무시하며 산다.

대개는 이 셋 중 한쪽으로 완전히 기울어서 살기보다는 이들 사이를 오가며 살아갑니다. 그런데 '몸을 초월해서 산다'는 소수의 수행자에게 해당하는 이야기이기 때문에 여기서는 건너뛰려고 합니다. 우리 대부분은 몸을 무시하기와 몸에 집착하기 양쪽을 왔다 갔다 하며 살기 마련이에요. 몸의 소리를 무시해도 안 되지만 외모든 건강이든 몸에 너무 집착해도 좋지 않겠지요. 무시하지도 않고 집착하지도 않는 몸과의 적절한 관계, 이 가운뎃길이 가장 좋을 텐데, 저는 이를 '몸을 챙기고는 살되 결과에 의연하기'라고 하겠습니다.

몸을 챙기고는 살되 결과에 의연하기, 이 말은 찬찬히 이해해야 합니다.

우선은 이 태도가 무척 특별하다는 사실부터 알아야 해요. 보통은 몸 관리를 제대로 하지 않으면서 '여기가 왜 안 좋지? 너무 싫다' 하며 현재 상태(결과)를 못마땅해합니다. 있는 그대로를 받아들이지 않지요.

또는 관리를 한답시고 몸의 변화에 지나치게 신경 씁니다. 예를 들어 다이어트를 하면서 '○○킬로그램까지 줄여야 하는데 왜 그대로지?' '너무 오래 걸리네. 그만둘까?' 하고 결과에 자꾸 마음이 뺏기고 말아요. 몸을 챙기면서 결과에 의연하기란 의외로 쉽지 않습니다.

몸을 챙기고는 산다

일정한 기준을 정해놓고 몸을 돌보며 산다는 뜻입니다.

때로 귀찮아도 할 것은 한다는 태도가 좋습니다. 목표는 적정치여야지, 최대치가 아닙니다. 몸을 잘 챙긴다가 아니라 챙기고'는'이라고 표현한 데 주목해주세요. '몸을 잘 챙긴다'는 최대치를 추구하는 방법인데, 그래서는 지속하기가 어려워요. 목표를 잡고 처음 며칠 또는 몇 달은 할 수 있지만, 자기가 소화할 수 있는 수준 이상이라면 반드시 버거워합니다.

거기다 결심한 만큼 실천이 따라주지 않으면 자신을 부끄러워하거나 불만을 품게 되지요. 내가 이것밖에 안 되나, 내 의지력은 정말 바닥이구나 하면서 마음이 어수선해지면 금방 포기해버리기 쉽습니다. 그러니 애초에 적정치나 최소치로 목표를 잡고 성취감을 느끼는 게 중요합니다. 적정치로 꾸준히 하기, 곧 챙기고'는' 살기가 몸 건강에 좋고 정신건강에도 도움이 되는 느리지만 확실한 길입니다.

결과에 의연하다

몸은 귀하지만, 몸이 귀한 건 아닙니다. 이 말을 이해하시겠어요? 사실 굉장히 어려운 말입니다. 몸을 챙기는 이유는 매력적인 몸이 되기 위해서나 오래 살기 위해서, 통증을 없애기 위해서가 아니에요. 몸을 챙기다 보면 매력

적이고 건강해질 확률이 조금 더 높아질 뿐이죠. 이 차이를 잘 이해하는 게 중요해요.

몸을 관리하면서 좋은 변화가 나타나면 기분이 좋아요. 그런데 그럴수록 집착하는 마음도 커집니다. 자기가 잘한 것은 자꾸 되뇌고 싶은 게 사람 마음이잖아요. 좋은 결과를 되뇌며 즐거워하면 마냥 좋을 것 같지만, 더 좋은 변화가 나타나지 않거나 변화의 속도가 느려지면 기분이 가라앉는 게 또 우리 마음이에요. 잘하고 있으면서도 기분 나쁠 필요가 있을까요? 기대와 욕심에 마음이 붙잡히면 몸 관리를 하면서 자연스럽게 마음이 관리되는 경로에서 이탈하기 쉽습니다. 외모나 건강에 집착하면서 자기애가 비대해질 수도 있는데, 그러다 보면 본인도 피곤하지만 주변 사람들도 유쾌하지는 않을 거예요.

그러므로 긍정적인 변화가 나타날 때 그 결과에 일일이 영향받지 않아야 나한테 좋아요. '아, 좋네' 하고 빨리 잊어버리는 편이 낫다는 뜻입니다. 아울러 극적인 변화를 기대하는 마음도 계속 내려놓습니다. 몸의 변화는 내가 아무리 기도해도 그와는 별개로 일어납니다. 그렇지 않겠어요? 예를 들어 몸무게를 줄이려면 그에 맞는 운동과 음식 섭취가 반복되었을 때, 곧 원인이 충분히 차올랐을 때 비로소 결과가 나타납니다.

관리를 하고 있는데 결과가 신통치 않다고 느낄 때도 있죠. 사람마다 몸의 조건이 다 달라서 다른 사람과 비교할 수도 없고, 내 생각과 실재도 차이가 나게 마련이에요. 그럼에도 '왜 라인이 안 살지?' '왜 몸무게가 그대로지?' '왜 통증이 안 낫지?' '나는 오래했고 재는 얼마 안 했는데 왜 내가 뒤처지지?' '왜 아직도 검사 결과가 나쁜 거야?' 하면서 불만을 가지기 쉬워요. 관리를 계속하고 있다는 것만으로도 스스로를 칭찬해야 마땅한데, 기분 나쁜 느낌을 부추깁니다. 그러니 아직 원인이 덜 차올라서 결과가 내 눈에 안 보일 뿐이구나 하고 못마땅한 결과도 있는 그대로 받아들여야 좋아요.

그러니까 관리법이나 치료법이 잘못된 방향이 아니라면 꾸준히 해나가야 합니다. 기대도, 결과에 대한 불만도 내려놓으면서 말이죠. 기대나 불만은 몸이 알아서 결과를 도출한다는 사실을 잊었을 때 생기게 마련이니까요.

내가 더 좋아지는 느낌에 집중합니다

다이어트를 시작하면 체중계에 하루에도 몇 번씩 올라가는 사람들이 있어요. 다이어트를 하고 있는데 정체기가 와서 힘들어하는 분과 이야기를 나눈 적이 있습니다. 그분은 "2주 전부터 몸무게가 그대로예요"라고 하더라고요. 주변에서 그런 구간은 반드시 지나니까 계속 유지하라는 말을 충분히 들었는데도 마음이 조급하고 불만스러운 상태였습니다.

저는 몸무게를 재지 말라고 했어요. 그러고는 이렇게 덧붙였습니다.

"주변 사람들은 몸무게가 아니라 당신이 얼마나 더 좋아 보이는지를 알아봐요."

이때 좋아 보인다는 것은 무얼까요? 날씬해 보인다, 피부가 맑아졌다, 기분이 좋아 보인다, 잘 웃는다, 생기 있어졌다 등입니다. 몸무게는 우리 눈에 보이지 않아요. 숫자 자체는 중요하지 않아요. 몸무게는 그대로여도 얼마든지 좋아 보일 수 있습니다.

그런데 누구라도 몸무게를 자주 잰다면 결과에 따라 마음이 계속 움직일 수밖에 없을 거예요. 그래서 아예 재지 않는 편이 낫다는 말입니다. 몸무게를 재지 않고도 얼마든지 동기부여를 할 수 있어요.

실제로 운동 초보자들은 흔히 이런 말을 해요.

"이상하게 몸무게는 그대로인데 주변에서 살 빠진 것 같대요!"

바로 좋아 보인다는 것이지요. 운동을 시작하면서 붓기가 빠지고 순환이 잘 될 것이고, 근육이 살보다 무거우니까 실제로는 살이 근육으로 바뀌었을 수 있죠. 좋아 보이는 이유야 검사라도 해보면 알 수 있겠지만, 그게 뭐 그리 중요하겠어요?

이런 마음 자세는 누구보다 환자에게 굉장히 중요합니다. 늘 수치를 놓고 치료의 정도를 이야기하기 때문에, 환자의 마음도 수치에 따라 왔다 갔다 합니다. 의사에게도 그 수치는 매우 중요합니다. 직업적으로 수치를 통해서 자신의 치료법이 옳다는 것을 입증해야 하니까요. 그러나 환자 자신에게는 참고사항일 뿐, 그에 따라 마음의 행복과 불행이 좌우되면 건강에 오히려 나쁜 영향을 끼칠 수 있습니다.

몸무게든 검사 수치든 숫자로 동기부여를 하면 더 잘 될 때도 있지만, 그만큼 좌절하기도 더 쉽습니다. 숫자가 만족스러울 수도, 불만족스러울 수도 있으니까요. 숫자와 수치의 노예가 될 바에야 내가 좋아지는 느낌에 집중하기로 해요. 이것이 언제나 마음건강을 으뜸 동기로 둔 몸 챙김입니다. 이렇게 할 때 관리는 하고 살되 몸에 덜 집착할 테고, 몸과 마음이 함께 건강해질 수 있습니다. 저도 의심

없이 이 길을 가려고 해요. 이런 태도를 장착하고, 이제부터 몸을 읽어보겠습니다.

2장

먼저 몸을 읽어요

과거에 일어났던 일이 현재 자신이 느끼는 것에
어떻게 영향을 끼치는지 이해하면
자신에 대한 시각과 치유의 과정이 달라진다.

— 네이딘 버크 해리스

요가이론으로 몸 읽기

요가이론에서는 '차크라chakra'의 불균형으로 말미암아 몸과 마음에 병이 찾아온다고 봅니다. 차크라는 우리 몸의 생명 에너지가 강하게 교차하는 지점인데, 보통 척추를 중심으로 분포된 일곱 개의 차크라를 중요하게 거론합니다. 다만 실제 척추와 근육 부위가 아니라 에너지 흐름의 층위여서 눈에 보이지는 않습니다.

척추를 따라 분포해 있는 차크라가 가장 중요하게 거론되는 이유는 자율신경계와의 연관성 때문입니다. 자율신경계는 두뇌의 명령을 받지 않고 자율적으로 오장육부를 움직이고 조정해요. 거기다 척추의 중추신경계는 두뇌와 연결되어 있어 두뇌로 몸의 정보를 긴밀하게 전달하는 역할을 합니다. 두뇌와 척추는 언제나 소통하고 있어요.

자율신경계는 크게 교감신경과 부교감신경으로 이루어져 있어요. 부교감신경은 에너지를 모으고 안정을 유지하며 오장육부가 원활하게 돌아가도록 돕죠. 교감신경은 위기상황에서 에너지를 효율적으로 쓰려고 오장육부의 혈류를 조절합니다.

그런데 교감신경이 너무 심하게 긴장하면 장기나 조직의 순환이 원활하지 않아요. 위장의 연동운동, 소화효소 분비도 잘 되지 않아 소화불량을 비롯해 식은땀과 현기증이 나는 등 전체적인 순환에 이상이 생기죠. 그럴 때는 부교감신경을 활성화시켜서 안정과 이완을 유도해야 건강한 삶이 유지됩니다.

그래서 요가의 동작들은 자율신경계가 안정을 찾도록 고안되었어요. 요가에서는 척추를 부드럽게 하는 동작이 시작이자 끝일 정도입니다. 그러니까 차크라 시스템은 척추를 따라 분포되어 있는 에너지의 흐름을 고루 좋게 하여 자율신경계를 안정시키는 전통 치유 프로그램인 셈입니다.

차크라 시스템은 관련 장기마다 정신 작용과 짝을 이루고 있습니다. 어느 차크라의 순환이 막히면 어떤 증세와 마음의 성향이 나타난다고 생각하면 쉽게 이해할 수 있을 거예요. 이런 관점은 한의학과 만나는 부분이 많은데, 몸과 마음을 연결해서 사고하는 동양사상을 공유하기 때문이에요.

사람마다 체질과 체형을 타고나게 마련이어서 자세만 봐도 어느 차크라가 활성화되어 있고 어느 차크라에 순환이 필요한지 대충은 알 수 있습니다. 타고난 체질과 체형을 극복하는 것은 쉬운 일이 아니에요. 단지 내 체질과 체형을 잘 수용하면서 부족한 부분을 보완해가며 산다는 태도가 좋습니다. 언제나 있는 그대로의 자신을 너그럽게 바라보면서 가기로 해요.

사실 차크라는 오랜 수행 경험과 임상치료 경험이 많아야 온전하게 설명할 수 있답니다. 2장 몸 읽기에서는 성글게나마 몸과 마음의 연관성을 알고 나를 좀 더 이해하기 위해 한의학과 연결해서 살펴보겠습니다.

불안하고 예민할 때: 몸의 뿌리

미애 씨는 홀어머니 밑에서 형편이 어렵게 자랐습니다. 행복한 결혼생활을 꿈꾸었지만, 자신도 엄마처럼 30대에 이혼하고 아이 둘을 홀로 키웁니다. 양장 일을 하면서 앞도 뒤도 보지 않고 성실하게 살았죠. 그러다 우연한 기회에 부동산 투자에 눈을 떴고, 재능과 노력에 운까지 받쳐주면서 제법 잘 살게 되었습니다. 주변에서는 50대가 된 그에게 "이제 편하게 살아도 된다"고 했지만, 그는 본업과 투자로 여전히 바빴습니다.

최근에는 노후에 직업이 필요하다며 장례지도사 자격증까지 땄습니다. 낮에는 양장 일, 저녁에는 장례지도 일, 주말에 틈틈이 부동산 매물을 보고 세입자를 관리하는 일까지 몇 년째 스리잡을 뛰었지요. 그러던 중 임차인에게 소송을 당하는 일이 벌어졌습니다. 설상가상으로 경기가 나빠서 부동산 매매도 되지 않고 소송에서도 패소해서 이중고를 겪게 되었어요. 그러던 어느 날 갑자기 뇌졸중으로 쓰러졌습니다. 불행 중 다행으로 아직 50대 초반인 나이 덕분인지 병세가 아주 심각하지는 않았습니다.

미애 씨는 몇 달간 재활치료를 받았습니다. 몸이 삐딱하게 틀어지고 말이 좀 어눌했지만, 걸을 수 있게 되었고 손의 감각도 많이 돌아왔어요. 그가 오랜만에 가게 문을 다시 열었을 때, 단골손님들은 그만하길 천만다행이라며 그를 위로했습니다.

그런데 그는 위로하러 온 단골들에게 뜻밖의 말을 건넸습니다. 장례지도사의 실무는 그만뒀지만 그 상조업체의 영업 설계사가 되었다면서 어눌한 말로 금융상품을 소개했어요. 소송비용도 많이 들었고, 부동산 시장도 불안하며, 거기다 병원 치료비에 목돈을 썼기 때문에 이제부터 정말로 돈을 많이 벌어야 한다고 했습니다. 목표의식이 생겨서인지 병마 끝에 약간의 생기가 돌았지요. 그 모습을 본 손님들은 숙연해졌답니다.

돈을 벌어도 불안해요

불안지수가 높아서 남다르게 성공했지만, 그 불안 때문에 삶에서 곤경에 처한 사례를 주변에서 본 적이 있나요? 뿌리 깊은 집착과 두려움, 불안에 관한 문제는 요가이론에 따르면 뿌리 차크라, 곧 물라다라 차크라Muladhara Chakra와 관련이 깊습니다.

뿌리 차크라는 지지support의 감정과 관련이 있어요. 기초적인 생존감각이 여기에 해당하는데, 뿌리 차크라에 손상이 생기면 안전과 방어, 보호받는 느낌을 갖기 어려워 불안이 심해집니다. 뿌리 차크라는 시간으로 말하면 어린 시절이고, 신체 영역으로 좁혀 말하면 발바닥부터 회음까지 하체 전반을 가리킵니다.

어릴 때 생존이 위협받는 상황에 처하면 뿌리 차크라가 크게 손상됩니다. 어린아이가 감당하기 힘든 가정불화, 폭력, 끼니를 거를 정도의 가난도 여기에 포함됩니다. 겉보기에는 평범한 가정이라도 양육자에게서 사랑을 많이 부족하게 받고 자란다면 아이에겐 생존의 위협이 될 수 있겠지요.

아이 때 크게 형성된 불안감은 인생 전체에 그림자를 만들기도 합니다. 돈을 벌어도, 사랑을 얻어도 그저 불안하다면 자신의 뿌리에 해당하는 어린 시절의 트라우마를 돌아보아야 합니다. 평생 돈, 돈 하며 돈에 목을 매는 사람은 돈만이 부모처럼 나를 안전하게 보호해준다고 여겨서 돈에 몹시 집착하는 것일 수 있어요. 혹시 중년이 된 사람이 늙은 부모의 사랑과 지지, 인정을 계속 갈구하는 모습을 본 적이 있나요? 부모에게 섭섭해서 화냈다가 이내 미안해서 찾아가는 일을 반복하면서 말이에요. 이런 사람은 돈 대신 관계에 집착하는 것입니다.

뿌리 차크라에 상처가 생기면 늙은 부모의 사랑이든, 부모처럼 기댈 수 있는 사람이든, 나를 지켜줄 것 같은 돈이든 끊임없이 갈구합니다. 몸과 마음이 다치더라도 그 굴레에서 벗어나지 못하죠. 이때 마음에서 깊이 원하는 것은 사랑이나 돈이 아니라 안정감입니다.

뿌리 차크라는 내 삶의 시작점으로 돌아가보라고 말해요. 심리적으로는 어린 시절에 받은 상처, 곧 오래된 기억을 되짚어보면서 건강하게 수용하고 반응하는 일이 뿌리 차크라와 관련됩니다. 또 물리적으로는 지금의 나라는 존재의 뿌리가 되는 몸을 돌보는 일을 가리킵니다. 뿌리 차크라를 건강하게 하려면 어린 시절에 겪은 불안감과 결핍감을 알아봐주고 이해하는 정신적인 치료(정신과의사나 심리상담사의 도움을 받거나 너무 심각하지 않다면 명상으로 스스로 다스려가거나)와 함께 건강한 몸을 만드는 노력도 해야 하죠. 다시 말해 나에게는 돈이나 사랑 자체가 아니라 안정감이 필요하다는 것을 알아차려야 해요. 그런 다음 마음의 안정감과 함께 몸의 안정감을 길러야 하죠. 트라우마나 꺼내기 쉽지 않은 어린 시절의 상처에 대한 이야기는 가볍게 다루기 어렵죠. 여기서는 그보다는 낮은 단계로 일상적인 불안감에 대해서 살펴보겠습니다.

안정감을 주는 움직임과 음식, 자세

불안 중에서도 '특성 불안trait anxiety'은 불안을 일으키는 특별한 대상이나 사건, 상황이 없음에도 지속적으로 강도 높게 불안해하는 증상을 말합니다. 특성 불안은 만성 불안으로 이어질 수 있어요. 이런 증상이 있다면 운동으로 불안을 조절하는 법을 배울 수 있습니다. 불안에 민감한 사람들에게는 숨이 차오르는 운동(등산, 달리기, 수영, 사이클, 강도 높은 요가 등)이 좋아요.

불안 민감도가 높으면 심장박동수와 호흡수가 증가할 때 그 신체 반응을 위험신호로 받아들여요. 그런데 강도가 좀 있는 운동을 하면 심장박동과 호흡이 빨라져 평소

불안할 때 느끼는 증상과 비슷합니다. 말하자면 불안과 유사한 신체 증상을 반복해서 겪으며 '이 증상은 불안이 아니야'라고 인지하고, '불안은 단지 신체 반응일 뿐이야. 충분히 다스릴 수 있어. 별거 아니잖아'라고 되뇌이는 것입니다. 이 연습을 꾸준히 하면 실제 불안한 상황에 노출되더라도 예전처럼 이성을 잃어버리고 불안에 압도당하는 일이 조금씩 줄어들 수 있겠지요.

불안을 극복하는 데는 강도 높은 하체 운동이 도움이 됩니다. 이때 탁구, 테니스, 골프, 축구 등 공을 따라다니며 움직이는 팀 운동보다는 스쿼트, 역도, 사이클, 달리기, 등산처럼 하체의 무게중심을 이동하지 않고 버티거나 시선을 많이 움직이지 않으면서 혼자 하는 운동이 좋아요.

요가 동작으로는 하체를 강화하며 버티거나 균형을 잡는 동작들이 있습니다. 가장 쉽게 할 수 있는 동작은 한 다리로 버티는 '나무 자세'예요. 많은 사람이 왼쪽과 오른쪽의 균형이 맞지 않는데, 그럴 때는 안 되는 쪽(대부분은 왼쪽)을 좀 더 해주세요.

맨몸운동·무술·요가에는 공통적으로 무릎을 구부려 엉덩이를 뒤로 빼고 허리를 세우는 코어를 강화하는 자세가 있는데, 이런 스쾃squat 유의 자세들은 뿌리 차크라의 순환을 좋게 하고 심리적 안정감을 기르는 데도 큰 도움이 됩니다.

음식 섭취는 잎채소보다 당근, 고구마, 연근 같은 뿌리 채소가 좋습니다. 또 스마트폰을 꺼두고 매일 일정 시간 명상을 하면 더할 나위 없이 좋아요. 그러나 불안이 심한 이들에게 스마트폰을 끄고 눈 감고 있기는 장시간의 스쾃이나 장거리 사이클보다 힘들게 느껴질 수 있어요.

요가이론은 인간도 식물처럼 땅에 뿌리를 잘 내려야 안정감과 풍요로움을 느낀다고 말합니다. 자기의 뿌리가 잘 닿고 있는지 일상에서 자주 확인해보면 좋아요.

한 원로 배우가 어느 신인배우를 칭찬하면서 이런 말을 하더군요.

"○○는 발이 땅에 붙어 있었어. 이 바닥에는 인기가 좀 있다 하면 붕 뜬 애들이 많거든."

그 배우가 젊은 나이에 잘나간다고 겉멋이 들기보다는 안정감이 있었다는 뜻이겠지요. 이는 뿌리 차크라가 건강하다는 이야기와 같습니다. 뿌리 차크라는 발을 땅에 단단히 붙이고 제 할 일을 만족스럽게 하는 태도와 관련이 깊습니다.

혹시 만족滿足한다는 말에 발 족자를 쓴다는 사실을 아셨나요? 만족한다를 줄여서 족하다고 하기도 하죠. 만족의 어원을 찾다가 궁금해졌습니다. 왜 발이 있으면 만족한다는 거야? 왜 하필 발이지?

저는 이렇게 해석하고 싶습니다. '지금 여기에 발 딛고 잘 서 있기가 곧 만족하는 마음을 내는 연습이다.'

뿌리 차크라의 균형을 잡으려면 마음이 흔들릴 때 지금 내 발이 땅과 잘 만나고 있나 가만히 봅니다. 마음이 지금 여기에 있는지 살피는 겁니다. 돈이든 관계든 불안해서 자꾸 움켜쥐려고 내적 요동이 심할 때 마음이 미래로 먼저 가서 걱정하고 있구나 하고 알아차리고, 내가 지금 뭐 하고 있나 돌아보면서 발 딛고 있는 이곳과의 접점을 만듭니다.

이렇게 마음을 현재로 계속 가져오는 연습을 하면 현실에 단단히 뿌리를 내리고 불안에 이리저리 휩쓸리지 않을 수 있습니다.

불안의 긍정적 의미를 읽어주세요

코로나19 재난지원금이 처음 나왔을 때, 아흔을 바라보는 이모할머니께서 그 돈으로 쌀을 사서 쟁여두었다는 이야기를 들었습니다.

"아니 왜?!"

어린 시절에 생사를 넘나드는 전쟁과 가난을 겪어왔던 많은 어르신은 생존에 대한 깊은 불안이 있습니다. 그런 어르신들의 심리를 겨냥하는 미디어와 정치세력들은 어느 나라에나 존재하며, 공포영화를 보듯 뉴스를 소비하는 모습은 곧잘 희화화되기도 합니다.

그러나 그분들이 살아온 내력을 돌아보면 오히려 자연스럽다는 생각이 들어요. 그 모습이 좋다 나쁘다, 옳다 그르다를 떠나서 지금 세대가 감히 상상할 수 없는 전쟁·피난·가난·폭력 등을 겪으며 살았다면, 게다가 공교육도 거의 못 받은 채 그저 악착같이 살아남아야 했다면, 가족을 위해 계속 희생해야 했다면 그분들은 어떤 마음일까요? 아마도 가늠할 수 없는 생존 위협이 가슴 밑바닥에 흐르고 있을 겁니다.

우리나라는 압축적으로 성장해왔기 때문에 세대별로 '다른 나라'에 살았습니다. 빈민국에 살았던 세대도 있고, 개발도상국에 살았던 세대, 중진국에 살았던 세대, 선진국에 사는 지금의 세대까지 지금 다 한 나라에서 한 가족으로 살고 있어요.

이렇게 세대별로 '다른 나라'에 살았다는 것은 사고방

식 또한 매우 다르다는 걸 의미하죠. 여기에 SNS와 소셜 미디어를 움직이는 알고리즘의 활약으로 세대 간의 나이테는 더욱 또렷해졌습니다.

우리 사회가 이러하다 보니 세대별로 갖고 있는 잠재적 불안감도 다릅니다. 굶어 죽을까 봐 늘 불안해하는 세대가 있고, 열심히 일할 수 없으면 어쩌나 불안해하는 세대가 있고, 남들처럼 번듯하게 살지 못할까 봐 불안해하는 세대도 있으며, 내 존재를 인정받지 못할까 봐 불안해하는 세대도 있어요.

서로 다른 불안감을 갖고 함께 살아가지만, 불안의 강도는 얼마나 달라졌을까요? 어쩌면 생존 자체의 불안에서 자기인정 욕구에서 오는 불안으로 불안의 종류만 달라졌을지도 모르죠. 지금 젊은 세대는 '더 나은 나 되기'에 골몰하며 자신의 SNS를 채워가고 스펙을 쌓는데, 이는 쌀을 쟁여놓는 심리기제와 얼마나 다를까요? 그저 불안의 얼굴만 바뀐 것은 아닐까요?

뿌리 깊은 불안이 우리를 다치게도 했지만, 이를 연료 삼아 성장해온 것도 사실이에요. 불안은 잠재력과 관련이 깊어요. 요가이론에 따르면 뿌리 차크라는 '쿤달리니 kundalini'('나선형으로 감긴'이라는 뜻의 산스크리트어 쿤

달라kundala에서 파생된 말)가 잠들어 있는 자리이기도 합니다.

쿤달리니는 우리 안에 내재된 어마어마한 힘, 잠재력을 상징해요. 신체적 힘이 아니라 '각성 또는 주의가 집중된 에너지'를 가리킵니다. 쿤달리니는 몸의 안정감을 담당하는 뿌리 차크라의 중심인 하단전에 단단히 봉인되어 있습니다.

쿤달리니는 함부로 깨울 수 없는데, 카를 구스타프 융Carl Gustav Jung이 말하는 쿤달리니에 관한 해석이 꽤 의미있고 재미있습니다.

"심리학적인 의미에서 보면 쿤달리니는 여러분이 위대한 모험을 계속하게 만드는 바로 그것입니다. 나 자신도 '빌어먹을, 왜 나는 이런 일을 계속하려 들까?'라는 식으로 말하곤 합니다."[1]

이어서 그는 그 일을 하지 않으면 "나의 삶은 더 이상 아무것도 아니게" 되는 "추구"와 "충동"으로 쿤달리니라는 힘을 표현합니다. 여기서 핵심은 두 가지입니다. 하나는 그 신성한 힘이 몸의 전반적인 건강을 담당하는 뿌리 차크라에 숨어 있다는 것, 다른 하나는 잠재력이란 내적인 사투를 동반한다는 사실입니다.

다시 말하면 내 안의 무한한 잠재력을 깨우려면 가장

먼저 건강을 회복해야 하고, 불안감을 딛고 일어서야 합니다.

예전에 유명 연예인을 많이 발굴한 강남의 한 연기학원 원장님을 인터뷰하다가 오프 더 레코드로 들었던 말이 떠오릅니다. 누구나 알 만한 유명 연예인들의 데뷔 전 모습을 떠올리면서 하나같이 다른 지망생들에 비해서 불안감이 상당히 컸다고 하더군요. 불안할수록 성취하고 싶은 욕망이 강하다고 이해해볼 수 있습니다. 즐기는 자가 이긴다고 하지만, 최고의 자리에 올라본 사람들은 즐기면 즐기는 자가 된다, 최고가 되려면 이겨야 한다고 공통적으로 말합니다.

내려놓고 즐기는 마음도 더없이 훌륭하지만, 도저히 불안을 내려놓을 수 없을 때면 나에게도 깨우고 싶은 잠재력이 있는 거라고 스스로 다독여볼 수 있겠지요. (물론 스스로 조절할 수 없을 만큼 불안감이 커져버린다면 꼭 전문가를 만나 치료받기를 권합니다.)

이때 알아두어야 할 것은 현실적인 불안 사용법이에요. 불안할 때 불안하구나, 그만큼 잘하고 싶구나, 내 의지가 이만큼이구나 하고 불안의 긍정적인 의미를 알아주면 좋아요. 그러고는 심장박동이나 땀처럼 불안한 감정을 표현하는 몸의 반응도 차분히 읽습니다.

자주 숨을 고르며 마음을 순간순간 불안으로부터 보호해주세요. 불안의 이면에 가려진 성취하고자 하는 바람을 알아보면서 천천히 나아간다면 불안을 동력으로 삼아 잠재력을 깨울 수 있을 거예요.

열정과 여유의 균형: 신장의 기운

서른다섯 살 때 바닷가에 차를 세워두고 차 안에서 친구와 함께 파노라마처럼 펼쳐진 바다를 마주한 적이 있어요. 늦가을이라 밖이 꽤나 추워서 나가지는 못했죠. 둘 다 손에 유자차가 담긴 컵을 쥐고는 서로 한마디 말도 없이 나란히 바다만 바라보았어요. 완전한 침묵으로 가득 찬 한 시간이었습니다.

그때 바다를 보면서 '아, 청춘이 여기서 끝나는구나'라는 매우 선명하고 묘한 느낌을 받았어요. 삶의 다른 계절이 시작된다는 느낌이랄까요. 당시에는 이해가 안 되어서 블로그에 비공개로 그날의 기분을 메모해두었습니다. 아직도 월정리 바다를 생각하면 그때의 감정이 떠올라요.

인생의 환절기를 만날 때

왠지 인생에서 계절이 바뀌고 있다는 예감이 든 적이 있나요?

저는 나중에 《황제내경》을 공부하면서 그 묘한 기분이 무엇이었는지 이해할 수 있었어요. 《황제내경》은 3,000년 전에 나온 동양 최초의 의학서예요. 단지 의학만이 아니라 의학과 철학을 결합해 '자연과 인간을 유기적 관계로 파악한' 고전입니다. 《동의보감》도 이 책을 아주 많이 인용했답니다.

《황제내경》 중에서 《소문》의 〈상고천진론〉편을 보면 나이에 관한 이야기가 나옵니다. 신장의 기운 변화를 기준으로 여자의 몸은 7년을 단위로, 남자의 몸은 8년 단위로 달라진다고 해요. 생식력을 바탕으로 한 일종의 몸의 주기라고 할 수 있어요.

생식력이라고 해서 임신과 출산, 성생활만의 이야기는 아닙니다. 동양의학에서 신장은 생식력의 전반, 곧 정력을 담당하는 기관이거든요. 오늘날의 기준으로 보면 일과 사랑에 쏟는 열정으로 폭넓게 해석할 수 있어요.

〈상고천진론〉편에 수록된 내용을 《동의보감》의 〈내경

편〉에서는 '늙으면 자식을 낳지 못한다年老無子' 대목으로 다듬어서 옮겨놓았습니다. 그것을 제가 쉽게 축약해 여자를 40대 후반까지만 살펴보면 이렇습니다.

> 7세에 유치乳齒를 갈고, 14세에 월경을 시작하고, 21세에 사랑니가 나오고 모든 치아가 발육되며, 28세에 뼈와 근육이 단단해지고 머리털의 생장이 극에 달하며 신체가 강성해진다. 35세에는 양명맥陽明脈의 기혈氣血이 점차 쇠하여 얼굴이 초췌해지고 머리털이 빠지기 시작하며, 42세에는 삼양맥三陽脈의 기혈이 쇠약해져서 얼굴이 완전히 초췌해지고 흰머리가 나기 시작한다. 49세에는 임맥任脈이 허해지고 태충맥太衝脈의 기혈도 쇠약해져 월경이 없어지므로 몸이 쇠약해지고 아이를 낳지 못하게 된다.

남자는 8년을 단위로 변화합니다.

> 8세에 머리털이 길게 자라고 유치를 갈며, 16세에 정기가 넘치고 사정할 수 있게 되고, 24세에 사랑니가 나오고 모든 치아가 발육되며, 32세에 뼈와 근육이 더욱 단단해져 기육肌肉이 풍만하고 견실해진다. 40세에는 신기

> 身氣가 쇠약해지기 시작하여 머리털이 빠지고 치아가 약해지고, 48세에는 안색이 초췌해지고 수염과 머리털이 세기 시작한다.

옛글이라 표현이 과한 면이 있지요? 그런 부분을 문제 삼지 않고 보면 재미난 면도 있습니다. 먼저 3,000년 전이면 평균수명이 짧았을 텐데, 몸의 변화 리듬이 오늘날과 비슷해 보이지 않나요?

《동의보감》에 인용된 《연수서》를 보면 '사람의 수명은 본래 4만 3천 2백여 일(120세)'로 나옵니다. "만약 이름난 선생의 지도를 받아 결심하고 노력한다면 비록 120살이 되었더라도 튼튼한 상태로 돌아갈 수 있다"고도 했어요. 120세는 오늘날 의학계가 바라보는 인간 수명과 비슷합니다.

수명은 의학의 발달로 늘어났다는 통념과 다르게, 수명에 가장 중요하게 영향을 끼치는 것은 기후와 영양이라고 합니다. 고대의 의사들은 인간이 관리를 잘하면 120세쯤까지 살 수 있다고 보았고, 수많은 인간을 관찰한 결과 7, 8년을 주기로 이렇게 성장·성숙·노쇠한다는 것을 알았어요.

첨단과학의 시대를 살아가는 우리는 몸도 첨단에 맞게

무언가 달라졌을 거라고 착각하지만, 우리 몸은 예나 지금이나 비슷한 속도로 성장·성숙·노쇠를 겪고 있는지도 몰라요. 그렇다면 몸 자체는 첨단이 아니라 지극히 과거의 상태 그대로인 셈이지요.

동양의학에서는 신장의 상태와 활동을 기준으로 열정의 주기가 이렇게 변화한다고 보았습니다. 그렇다면 우리 열정의 전성기는 언제인가요? 여자는 28세, 남자는 32세이니, 남녀 모두 서른 살 즈음에 정력이 꼭짓점에 있다는 이야기예요.

서른 살까지 내 몸의 열정이 최고점에 이르고, 그 뒤로 내려가는 리듬을 타며 이에 걸맞게 우리의 생각과 감정이 바뀌어갑니다. 젊은 시기가 영원하지 않다는 사실은 누구나 알지만, 그것을 실제로 조금씩 체감하면 심리가 미묘하게 달라집니다.

"이제 꺾였어"가 농담처럼 들리지 않을 때, 왠지 모르게 절박한 심정이 되거든요. 기력이 줄어들었음을 느끼는 시점부터 오히려 숨어 있던 열정이 샘솟습니다. 마치 연인의 마음이 흔들릴 때 더 매달리게 되는 심리와 같아요. 쇼펜하우어Arthur Schopenhauer도 "생기의 관점에서 인간은 서른여섯 살까지는 이자만 받고 생활하는 자와 같다고 볼 수 있다. 오늘 지출해도 내일이면 다시 생기가 솟아나기 때문이다. 서른여섯 살 이후로는 자기 자본을 갉아먹기 시작해 연금으로 생활하는 퇴직자나 다름없다"[2]고 했죠.

30대 중후반 즈음에 불안하고 절박해지는 몸과 마음의 신호는 남은 젊은 기운을 제대로 쓰고 싶다는 바람일지 모릅니다. 열정이 넘치던 시기에는 그러는 것이 당연하게 생각되어 무심했는데 젊은 기운이 사라져가니까 진짜 각성이 되는 거예요.

예를 들어 그전까지는 결혼에 대해서 여유로운 태도를 가졌다면, 이제는 결혼하고 아이를 낳는 등 굵직굵직한 삶의 여정을 진지하게 준비합니다.

이미 결혼해서 안정기로 접어든 상태라면 이때부터 가족 구성원으로서가 아닌 진짜 나 자신을 찾고 싶어집니다. 독신일 때는 당연하게 누리던 일상을 아이를 낳고서 전혀 하지 못하면 태도가 완전히 바뀌는 여성이 많아요. 이때부터는 뭘 해도 기합이 들어가곤 합니다.

결혼을 부차적인 일로 제쳐둔 독신이라면 일에 더욱 매진하려는 내적 압박감이 생겨요. 더 인정받을 수 있는 일을 찾거나 직장 내에서 공고하게 자리를 잡으려 하죠. 제 주변에도 이즈음부터 자기 사업을 본격적으로 시작하거나 이직을 실행하는 이가 많았어요.

저는 그즈음 평생을 두고 해갈 공부에 간절한 마음이 들었어요. '솔직히 에너지라는 게 한계가 있구나' '청춘은 지났어' '남은 에너지를 잘 쓰고 싶다' '설마 너무 늦은 건 아니겠지?' '큰일 났다! 모르는 게 너무 많아!' 이런 심정이었죠.

월정리 바다를 보면서 청춘이 끝난 느낌을 선명하게 받은 건 열정의 다음 계절이 시작됐음을 직감한 것이고, 그 시작은 몸의 열정 주기가 바뀌었기 때문임을 이제는 이해합니다.

지금 나에게 맞는 열정을 찾아요

나름대로 탄탄한 입지를 다져온 디자이너가 있어요. 그런데 마흔 살에 갑자기 시신경에 이상이 생겼습니다. 아직 이른 나이의 디자이너에겐 너무도 중요한 눈에 문제가 생겨서 그는 큰 충격을 받았습니다. 더욱이 일에 자부심이 대단한 사람이어서 불안감과 좌절감이 몹시 컸죠.

"저한테는 일이 전부거든요."

그는 거의 1년 동안 치료와 병행해서 한약도 지어 먹고 할 수 있는 노력을 다했지만 눈 건강은 온전히 되돌아오지 않았습니다. 예전처럼 일할 수는 없었죠. 그는 이런 결과를 마음에서 도저히 받아들일 수가 없었어요.

주변에서는 여행을 좀 다녀와라, 일단 쉬면서 여유롭게 생각하라고 조언했지만 마음만 우울해질 뿐 그들의 말은 들리지 않았죠. 저 또한 비슷한 이야기를 건넸습니다. 지금은 몸을 극복하려고 애쓰기보다는 사색이 필요하다고 말이죠. 우리 몸은 주기에 따라 변화하는데, 새로운 주기에 접어들면 열정의 색깔이 달라질 수 있으니 지금 삶의 흐름 중에 어디를 지나고 있나, 이제는 어떤 열정이 필요한가를 통찰해보는 일이 유용하다고 덧붙였습니다.

어쨌든 그는 천천히 마음을 다잡았습니다. 예전과 같은 규모는 아니지만 재미있게 할 수 있는 작업 위주로 서서히 방향을 바꾸었습니다. 패배감과 분노로 힘든 시간을 보낸 끝에 지금은 새로운 일에 만족하며 마음도 편안하고 건강상태도 좋아졌어요. 그는 이렇게 말했습니다.

"제 얼굴이 동안이기도 하고, 어디 가서도 나이를 별로 의식해본 적이 없거든요? 그런데 (자신의 그런 태도가) 오만했던 게 아닐까, 늘 쭉쭉 치고 나가야 하는 줄만 알았다고나 할까, 아무튼 치료하면서 여러 생각이 들었어요."

저를 포함해 많은 사람이 열정에 대해서 크게 착각하고

있어요. 언제나 20대처럼 일하고 사랑하는 열정만이 최고라고 생각하는 것 말입니다. 그 생각은 사회적으로 주입된 환상 같아요.

일에 대한 열정이 식지 않아야 한다는 생각은 몸의 주기와 열정의 리듬에 전혀 맞지 않아요. 열정은 한 가지이고 올라가다가 꺾여버리는 게 아니에요. 삶의 주기에 따라서 색깔이 달라지는 거예요.

마치 불의 종류가 한 가지가 아닌 것과 같아요. 불에는 활활 타오르는 불, 은근히 타는 불, 촛불, 스탠드 조명에 이르기까지 온갖 종류가 있습니다. 요리할 때는 화력이 센 불이 필요하지만 어두운 실내를 밝힐 때는 전등이 필요하죠. 때로는 화려한 조명이 아니라 자기만의 앞길을 고요히 비추는 랜턴이 필요합니다. 어떤 불이 가장 좋거나 나쁜 것이 아니라 쓰임에 따라 필요한 불의 종류가 다를 뿐이에요. 내 안의 열정 역시 그러합니다.

우리는 변화하는 몸의 주기 안에 살고 있어요. 그 주기는 나이와 체질, 생활습관, 호르몬 등의 지휘를 받습니다. 이렇게 복잡한 지휘 아래 나타난 몸 상태에서 치료할 수 없는 부분이 있다면 기꺼이 받아들이는 수밖에 없어요. 내가 할 수 있는 일은 그저 '그렇다면 지금 내게 필요한 불(열정)은 무엇일까? 그 불은 어떻게, 누구를 향해서 타올라야 할까?' 하고 묻는 것입니다.

혹시 계획한 대로, 목표한 대로 일이 진행되지 않으면 스트레스를 많이 받는 편인가요?

삶의 아귀가 딱딱 들어맞지 않을 때 유난히 불안해하고, 계획과 목표에 지나치게 엄격한가요?

계획과 목표 세우기는 현명한 행위입니다. 다만 그 계획과 목표가 성과, 목표치, 적금 만기일, 아이의 성장 스케줄과 같은 '숫자'로만 이루어져 있다면 한번 재고해보기를 권합니다. 진짜 삶의 아귀가 맞으려면 그 목표와 계획에 몸의 주기를 포함해야 하거든요. 더 복잡한 계산식이 필요하다는 얘기가 아니라 느슨하게 몸의 주기, 열정의 변화를 수용할 여지를 두어야 한다는 말이에요.

몸은 우리 삶에 통제할 수 없는 영역이 훨씬 많다는 사실을 가르쳐줍니다. 그리고 몸의 변화 주기 안에서 충분히 잘 살 수 있다는 사실도 알려줘요. 지금 나는 어떤 열정의 구간을 지나고 있나요?

요즘 내 안의 불은 어떤 빛깔인지, 무엇을 또는 누구를 향해서 타오르고 있는지 사색해봅니다.

폭주와 무기력 사이에서 균형 잡기

"번아웃이라는 말이 없었으면 어쩔 뻔했나요!"

학생들의 번아웃, 이직하고 온 번아웃, 부모 노릇 하다 온 번아웃. 고민을 나누는 명상 수업에서 번아웃이라는 말은 빠지지 않고 등장합니다. 저는 수업을 하다가 생겨난 지 그리 오래되지 않은 이 용어가 없다면 우리 대화는 불가능했을 것 같다고 말했습니다.

번아웃은 하고 있는 일에 몇 년 치 열정까지 끌어다 써서 생기는 문제가 아닌가요? 그러다 너무 힘들어서 일을 그만두고는 한동안 하루에 12시간씩 내리 잠만 잔 경험 다들 있을 거예요. 지금 우리 문화에서는 열정을 과다하게 사용하다가 아예 열정을 냉동고에 넣어버리기를 반복하느라 몸과 마음의 문제가 생기는 일이 흔합니다.

너무 열심히 달리느라 방전되는 것 같다며 호소하다가 도저히 안 되겠다 싶어 쉬기로 했더니 이제는 널브러져 지내는 자신이 싫다고 호소합니다. 이쪽 끝과 저쪽 끝을 옮겨가며 "균형이 필요해"라고 외칠 뿐 이 두 상태는 반복됩니다. 마치 우리 모두 고장난 시소 위에 있는 것 같아요.

그렇다면 우리가 열정에 대한 인식이 왜곡되지 않았나, 열정을 어떻게 다루며 살아야 하는지 모르는 게 아닌가

하는 질문을 던져볼 필요가 있습니다.

해야 할 일을 차분하게 해가며 몸이 바빠도 마음은 바쁘지 않고, 몸은 한가해도 마음이 처지지 않는 균형점을 알고, 거기에 머물며 잘 지내면 얼마나 좋을까요. 하지만 그것은 말처럼 쉽지 않아요.

저도 인생의 어느 구간에서는 굉장히 열심히 살았어요. 그런데 코로나19 팬데믹 기간에는 무척 게을러진 것 같아요. 요가의 핵심이 균형인데, 결국은 '요가를 하는 사람조차 균형은 힘들다'며 하소연을 하고 있네요. 심지어 몸과 마음의 균형을 이야기하는 책에서 말이죠. 그러니 제가 섣불리 "고장난 시소에서 내려와 균형 있게 살아요. 그 방법을 알려드릴게요"라고 이야기하지는 못합니다. 여러분도 그 시소에서 내려와 균형 있게 살겠다고 힘주어 다짐하지는 말았으면 해요.

정신분석학자 카렌 호나이Karen Horney는 "나의 경험에 따르면 모든 환자는 자신의 한계에 관해 생각하거나 듣는 것을 싫어한다"[3]고 했어요. 이 말을 이렇게 바꾸어도 같은 뜻이 될 거예요. '우리는 현실을 있는 그대로 보거나 듣는 것을 싫어한다.'

그러니 꼭 다짐을 해야 한다면 현실을 있는 그대로 보

겠다고 다짐하는 편이 나아요. 저나 여러분이나 "균형이 필요해"라고 외치면서 과도한 열정과 무기력 사이를 왔다 갔다 하는 것이 현실이에요. 물론 앞으로 좋아질 수도 있지만 지금의 내 모습은 이렇습니다.

내가 균형점을 잘 모른다는 사실을 있는 그대로 알아볼 때 오히려 정신적으로 성장할지 몰라요. 일에서든 관계에서든 균형 잡기가 정말 어렵다는 사실을 알수록 마음이 너그러워집니다. 이는 자기이해를 바탕으로 하기 때문이에요.

'나라고 특별히 못나지 않았네. 특별히 잘난 것도 아니지만, 하하!'

이 웃음은 자신을 있는 그대로 받아들인 해방의 표시입니다. 제멋대로 이쪽 끝에서 저쪽 끝으로 데려가려는 마음을 알아보며 웃을 수 있다면, 그것이 곧 균형점에 잠시 머무르는 일이랍니다.

모든 요가 동작에서는 균형을 강조합니다. 의식적으로 균형 잡는 자세만이 아니라 모든 동작에서 골반의 균형과 어깨의 균형이 맞는지 살펴야 하는데, 그것이 잘되든 아니든 몸을 쓸 때면 '균형'이라는 두 글자를 떠올리게 됩니다.

그 덕분에 균형을 잘 잡게 되었다기보다는 균형 잡기

참 어렵다는 사실을 잘 알게 되었습니다. 저는 균형 잡기가 실제로는 어렵다는 사실을 몸으로 알고 있어요. 머리가 아니라 몸으로 알아낸 덕분에 진심으로 웃을 여유가 생겼습니다. 몸으로 배운 이 가르침이 저 자신을 너그럽게 바라보는 데 쓰여서 참 좋아요.

요가의 언어를 권합니다

"요가 선생님들은 정말 부지런한 것 같아요."

이런 이야기를 하는 사람을 종종 만납니다. 저는 기다렸다는 듯이 이렇게 대꾸하죠.

"집에 가면 누워만 있어요!"

또 이런 이야기를 하는 사람도 있습니다.

"요가 선생님들은 정신력이 강해 보여요."

그, 글쎄요?

가장 흔하게 듣는 이야기는 이렇답니다.

"요가 선생님들은 참 친절해요!"

귓속말로 속삭여주고 싶습니다.

"실은…… 영업용이에요."

흠, 너무 솔직했나요?

제가 말은 이렇게 했지만 요가 선생님들은 부지런하다, 정신력이 강하다, 친절하다는 이야기는 절반쯤은 진실이랍니다. 요가의 가르침대로 사니까요. 그러나 나머지 절반은 일반인들과 똑같아요. 어떤 시기에는 괜찮다가도 안 좋은 일이 생기거나 수행을 게을리하면 자신이 가식적으로 느껴지거든요.

연민이 가득한 태도로, 애정을 듬뿍 담아서, 다음 문장을 말해주신다면 저 같은 사람에게 큰 위로가 될 거예요.

"사람 사는 게 다 거기서 거기지요."

요가 수련을 계속하면 부지런해지고, 정신력이 강해지며, 자신과 타인에게 친절해지는 건 사실이에요. 절반의 진실이지만, 절반이라서 가치가 적다는 이야기가 아니에요. 저는 비록 절반이어도 그만큼의 진실이 중요하다고 생각합니다.

사이비 종교 교주는 백퍼센트 확신에 차 있고 자기 말이 진리라고 이야기하죠. 백퍼센트 확신하는 투자가도 10년쯤 뒤에 보면 뒤끝이 좋지 않습니다. 종교 수행이든 돈을 버는 일이든 진지하게 꾸준히 잘하는 사람은 조심스럽게 접근해요. 백퍼센트 확신하기보다는 많은 것이 자기가 하기에 달려 있다는 것, 살면서 생기는 고통과 변수 등을 강조하죠.

그런 의미에서 어쩌면 절반의 진실이야말로 평범한 우리에게는 유용하고 유익할지 모르겠습니다. 제가 요가를 하면서 알게 된 진실도 절반이지만, 그것은 유용하고 유익합니다. 나머지 절반에는 사람 사는 게 다 거기서 거기라는 연민이 깔려 있어요.

우리 그 연민에서 출발하기로 해요. 저 역시 매트에 서는 게 황홀한 적도 있었지만 사직서 써놓고 출근하듯, 끌려가듯 선 적도 많아요. 모든 게 시시하게 느껴져서 속으로 화낸 적도 많고, 다 집어치우고 싶어 벌러덩 매트에 누워 있는 날도 꽤 있습니다.

아마도 평온하고 자발적인 마음으로 매트에 선 일은 처음에 신나서 요가를 하던 때 말고는 드물었던 것 같아요. 그러나 영혼까지 방전된 기분일 때, 모든 게 다 싫고 무의미하게 느껴질 때, 멘털의 이쪽 끝에서 저쪽 끝을 오갈 때, 균형이 필요한 줄은 알겠는데 실은 잘 모를 때 제가 붙잡은 구명보트는 요가매트와 명상 방석이었습니다. 흔들림 없이 정진했다고 말하기는 부끄럽지만, 그것이 저를 살려 준 절반의 진실이에요.

절반의 진실을 살아내는 데 도움이 되는 요가어를 말씀

드릴게요. 요가 수업에서 선생님들이 자주 하는 말이 있습니다. 그 말들은 요가 수업을 꾸준히 해온 분이라면 꽤나 익숙할 거예요.

요가 수업에서 자주 하는 말들은 사회에서 주로 쓰는 말과 상반되는 경우가 많아요.

사회에서 주로 하는 말	요가 수업에서 주로 하는 말
이번엔 꼭 해내야 합니다.	내일 다시 하면 돼요.
저력을 보여주세요.	보여주려고 하지 말고 그냥 해요.
더 나은 내일을 만드세요.	오늘을 잘 지내요.
더 나은 나를 만드세요.	있는 그대로 좋아요. 잘했어요.
젖 먹던 힘까지, 파이팅!	힘 다 쓰지 마세요. 평생 쓸 거니까요!
빨리 하세요.	서두르지 마세요.
최적의 방법을 찾아서 실행하세요.	지금 아는 것만 한번 해볼래요?

왼쪽 말들은 '한걸음 더 나아가라' '더 빨리! 더 열심히!' 이렇게 자신을 밀어붙여 성과를 내고, 미래를 준비하게 합니다. 이런 압박은 빠른 시간 안에 결과를 만들어내게 하는 장점이 있죠. 다만 이 말들에만 너무 치우쳐 있다 보면 삶의 알맹이를 놓칠 수 있습니다.

가깝게는 내가 일하려고, 성과를 내려고, 칭찬받으려고

사나 하는 회의감이 몰려오고, 멀게는 병이라는 경고장을 받을 수도 있죠. 이런 말에만 너무 익숙해졌다 싶으면 의식적으로 성에는 덜 차더라도 지금 이대로 만족해하고 마음을 편하게 가져야 합니다. 바로 그런 마음을 이끌어내는 것이 오른쪽 말들이에요.

한쪽 언어가 더 우월하고 한쪽 언어는 틀린 것이 아니에요. 내 삶에서 쓰는 말들이 한쪽으로 너무 치우쳐 있는지 살펴보자는 이야기입니다.

혹시라도 누군가가 오른쪽 말이 더 맞다, 느긋하게 사는 것이 답이라고 주장한다면 요가 지도자 롤프 게이츠Rolf Gates의 이야기를 주의 깊게 들어보세요.

"우리는 지금 젠체하는 뉴에이지 인간이 되어, 세상에서 제대로 경쟁하지 못하는 무능함을, '자기를 돌보라'고 말하는 상투적인 '영적' 문구들로 감추려 하고 있지는 않은가?"[4]

저는 이 따가운 말을 옹호합니다.

우리에겐 균형이 필요해요. '빨리, 열심히'가 필요한 순간도 있고 '쉬면서 나를 돌보자'가 필요한 순간도 있어요. 어느 쪽이 맞고 어느 쪽이 틀린 것도, 그때는 맞고 지금은 틀린 것도 아니에요. 그때그때 나에게 필요한 말을 들려줄 수 있어야 합니다.

요즘에 내가 자주 쓰는 언어는 어느 쪽인가요?

지금 나에게 필요한 언어는 어느 쪽인가요?

삶의 균형을 위해 언어를 골라봅니다.

그러고 나서 그 말을 자신에게 부드럽게 건네봅니다.

내 삶을 되찾고 싶을 때: 창조성 회복

요즘은 30대 중반 이후에 결혼하는 사람이 많습니다. 그러다 보니 많은 이가 임신과 출산에 불안을 느껴요. 건강한 임신과 출산을 위해서 무엇을 준비하면 좋을까, 선배들의 조언도 듣고 부지런히 검색도 해볼 겁니다.

아마도 임신과 출산에 대비한 몸 건강법은 손쉽게 찾을 수 있을 테지요. 그런데 어떤 정보든 그 끝에 '편안한 마음가짐'과 비슷한 문구가 있을 거예요. 너무 당연한 말이니 그냥 지나치고 마는 그 문구를《동의보감》을 참고해서 이야기해볼까 합니다.

"《동의보감》〈잡병雜病〉편의 마지막 두 문門은 부인과와 소아과에 대한 내용이다. 한의학에서 이 두 분야는 일찍

부터 전문화되어 있었다"[5]고 합니다. 우리가 살펴볼 내용은 〈부인문〉입니다. 임신, 출산, 갓난아이 구급법까지 오늘날 산부인과에 해당하는 내용을 다루지요. 또한 현대 산부인과의 불임클리닉에서 다룰 법한 내용도 나옵니다.

〈부인문〉에서는 아이를 가지려면 여자는 혈을, 남자는 정기를 잘 살펴야 한다고 말합니다.

먼저 여성이 임신을 하려면 '월경을 고르게' 해야 한다고 이야기합니다.

> 임신하는 법은 월경을 고르게 하는 것보다 앞서는 것이 없다. 부인이 자식을 낳지 못하는 것을 보면 반드시 월경 날짜가 앞당겨지거나 늦어지며, 혹은 월경양이 많거나 적으며, 혹은 월경을 하려고 할 때 아프거나 월경을 한 뒤에 아프며, 혹은 짙은 자주색이나 검은색을 띠며, 혹은 멀겋거나 엉겨붙어서 고르지 못하다. 이렇게 월경이 고르지 못하면 기혈이 조화되지 못하여 임신할 수 없다.
>
> 《단심》

월경이 고른 상태를 옛사람들은 기혈이 조화되었다고 표현했습니다. 기혈이 조화로운 상태는 현대의학에서 호르몬 작용이 원활하다는 말과 같습니다.

《동의보감》에 나오는 월경 주기에 관한 지침은 주로 마음관리에 무게가 실려 있습니다.

동양의학의 관점에서 보면 부인은 '음기의 결집체'예요. 여성이 15세가 넘으면 음기가 떠오른다고 합니다. 이때 음기는 '온갖 생각으로 마음을 움직이는' 기운을 말합니다.

음기가 뜨면 속으로는 오장을, 겉으로는 얼굴을 상하게 하며 월경이 고르지 못하게 된다고 해요. 이것이 지나치면 어혈이 생겨 곳곳에 순환장애가 생기고, 더 심해지면 월경이 끊기거나 유산할 수도 있다고 본 거죠.

온갖 생각으로 마음이 이리저리 움직이면 월경이 고르지 못한 것을 너머 부인병까지 만들 수 있다는 것이지요. 부인병은 병의 뿌리가 깊어 치료하기 어렵다고 합니다.

> 부인병은 남자의 병보다 10배나 더 치료하기 어려운데, 그것은 부인이 기욕이 많아서 남자보다 병이 배나 많은

데다가 질투하고 걱정하고 성내며 자식들을 돌보고 사랑하고 미워하는 등 생각이 지나칠 뿐 아니라 집착이 강하여 제 마음을 자신이 억제하지 못하므로 병의 뿌리가 깊기 때문이다.《성혜》

이런 설명은 요즘으로 보면 혐오 발언인 데다 사회적 구조의 문제는 쏙 빼놓아 화를 돋웁니다. 하지만 여성은 남성보다 감정에 예민하고 관계에 대한 집착이 심해서 사소한 걱정이 많다는 말은 어느 정도 수긍하게 됩니다.

많은 여성이 식구들의 고민을 자기 문제로 가져와 끙끙 앓는 것이 이타적인 행위라고 학습해오지 않았을까요? 공감력을 담당하는 뇌 영역이 발달했다는 생물학적인 이유도 영향을 끼쳤을 테고요.

그래서인지 많은 여성이 식구들의 일이 내 기대대로, 내 생각대로 되어가지 않으면 스스로를 괴롭힙니다. 식구들의 일조차 내 일이 되어 내 마음이 괴로운 것을 당연하게 받아들입니다. 사실 가족관계만이 아니라 사회생활이나 교우관계에서도 마찬가지입니다.

심리학자 알프레드 아들러Alfred Adler는 '과제의 분리'를 제안했습니다. 다른 가족 구성원에게 일어난 문제는 당사자의 인생 과제이기 때문에 자신에게서 떨어뜨려놓아야 한다는 겁니다. 가족에게 일어난 일에 내가 더 안달할 때면 '그건 내 인생 과제가 아니야' '그가 스스로 인생 과제를 풀도록 놔둬야 해'라고 자신의 마음을 다스려야 해요. 이는 마치 내 것이라고 집착하면서 생기는 괴로움을 알아차리고 내려놓으라는 붓다의 가르침과 닮았습니다.

타인 때문에, 상황 때문에 늘 마음의 주인으로 살지 못하시나요? 이런 상태에서 빠져나오는 일, 외부와 상관없이 마음을 평온하게 유지하는 일이 여성들에게는 인생 전반에 걸쳐서 커다란 과제입니다.

이에 대해서 타인의 과제와 내 과제를 분리하라는 심리학적 권고와 집착에 따르는 괴로움을 알아차리고 거기서 벗어나라는 붓다의 권고를 동양 고전의학에서는 혈을 고르게 하라는 말로 바꿔 전합니다.

몸의 병을 마음의 문제로만 돌려서는 안 되지만, 마음의 건강은 몸의 건강을 뒷받침할 수 있겠지요. 혈을 고르게 하는 일은 마음관리와 긴밀하게 연결되어 있으니 혈을 고르게 할 때 임신뿐만 아니라 내 삶의 중심도 잡을 수 있지 않을까요?

마음 가다듬기부터 시작해요

마인드컨트롤에 관해서는 당연히 남녀가 따로 없습니다. 《동의보감》에 나오는 남성이 자식 생산을 잘하는 법도 사실 거의 같은 내용입니다.

> 남편은 정기를 충실하게 해야 한다. 또한 성욕을 억제하고 마음을 깨끗하게 가지는 것이 상책이니, 성욕을 억제하면 함부로 교합하지 않아 정기를 축적하면서 정액을 저장해두었다가 적당한 때를 기다려 행동하게 되므로 자식을 둘 수 있는 것이다. 따라서 성욕을 억제하면 정기가 충실해지기 때문에 자식을 많이 낳을 수 있을 뿐 아니라 오래 살 수 있다. 《입문》

남성은 '성욕을 억제하고 마음을 깨끗하게 가지는 것이 상책'이라고 합니다. '정기를 축적'하라는 문구 또한 같은 내용이죠. 이것도 현대적 불임 치료와 큰 차이가 없습니다. 성생활만이 아니라 술과 게임 등으로 마음을 어지럽히는 습관을 줄이는 것이 자식을 갖는 데 도움이 된다는 이야기입니다.

여성들이 마음의 주인으로 살지 못하는 이유를 주로 인

간관계에 대한 집착으로 본다면, 남성의 경우는 성취 욕구로 보고 있습니다. 남성들은 인간관계보다는 크고 작은 무언가를 성취하는 데 마음이 기울기 쉽다는 뜻입니다. 남성들은 성욕·식욕·지식욕·재물욕을 원하는 만큼 충족시키지 못해 절망하죠.

이렇게 보면 남성이 자식 생산을 잘하기 위해 정기를 함부로 낭비하지 말라는 말은 혈을 고르게 하기 위해 마인드컨트롤하라는 여성의 경우와 결국 같습니다. 욕망에 따라 들떴다 가라앉는 감정의 기복을 줄이라는 이야기니까요.

제 주변의 남성분 몇몇은 아이를 가질 계획을 세우면서 석 달 정도 생활을 정갈하게 하고, 식단을 바꾸었어요. 몸을 정화한 다음에(어떤 분은 몸무게가 7킬로그램까지 빠지더군요) 아이를 가졌는데, 당연히 아이에게 좋았겠지만 본인도 굉장히 만족해했습니다.

한 분은 반듯한 생활을 이어가니 '자신감'이 생긴 것 같다며 자신감이 꼭 외부적인 성취나 타인의 인정에서 비롯하는 것은 아니어서 놀랍다고 했습니다.

겉으로 보면 술·담배를 하지 않고, 게임을 줄이고, 건강한 음식을 먹고, 무리하지 않으니 삶을 억제하는 것 같았지만, 그렇게 함으로써 마음이 욕망에 덜 날뛰니까 오히려 자유로운 기분을 느꼈답니다.

마음의 널뛰기를 그만두면 불안, 공포, 화, 분노에 덜 시달리니까 자연히 자신을 믿고 갈 수 있겠다는 마음이 우러나올 수밖에 없습니다. 그것이 바로 자신감이지요.

임신 준비를 하고 있다면 무엇보다 마음을 편안히 해야 합니다. 타인이나 상황이 내 기대대로 되어야 한다는 집착, 사소한 성취욕에 휘둘리는 마음을 내려놓는 연습을 해봅니다.

무엇보다 머리로 세운 계획이 마음을 어지럽히도록 내버려두면 안 됩니다. 내가 언제 출산을 해야 한다는 계획에 집착한다면 뭔가 잘못 생각하고 있는 거예요. 내가 내 몸의 여건을 다 알지 못하니까요. 아이가 건강하게 자랄 환경이 되었을 때 아이는 찾아와 자리를 잡습니다. 그래야 엄마도 아이도 건강한데, 내가 원하는 생각에만 집착했을 때는 이 당연한 사실이 잘 보이지 않는답니다.

언제 휴직계를 써서 아이를 낳고 복귀를 해야 하는데, 이 계획대로 안 되면 어떻게 하나 전전긍긍하는 마음을 알아차릴 때마다 하늘의 뜻에 맡기고 날숨으로 '후' 하고 놓아버립니다.

다시 한번 정리하면 인간관계에서 기대하는 마음, 욕구에 집착하는 마음을 알아차려야 해요. 그 마음을 당장은 내려놓을 수 없더라도 '알아차리고 내려놓기'는 계속 시도할 가치가 있습니다. '저 사람이 저렇게 해줬으면' '저걸 왜 저렇게 하지?' 하며 남에게 기대하는 마음을 알아보고 잠깐이라도 놓아주는 연습을 합니다.

사소한 욕구들이 일어날 때에도 이 방법을 써봅니다. '한 등급만 더 올리면 되는데'같이 안달하는 마음을 잠깐이라도 내려놓는 연습을 합니다.

이렇게 하면 임신 준비뿐만 아니라 일상생활에도 도움이 됩니다. 몸은 다음 세대를 잉태하는 공간이기도 하지만, 그 몸을 빌려 내가 사는 공간이니까요.

파도의 사이클을 알면 파도를 탈 수 있어요

생리주기가 갑자기 변하거나 생리를 한동안 하지 않아 덜컥 겁이 난 적 있나요?

여성이라면 이따금 경험하는 일입니다. 그럴 때는 임신 계획이 있건 없건 내 몸에 큰 문제가 생겼다고 생각하죠.

스트레스를 많이 받거나 몸을 혹사하거나 반대로 아파

서 활동량이 갑자기 줄어들면 몸은 부상을 입었다고 판단해서 몸의 전반적인 대사 과정을 늦추고 배란을 억제합니다. 이는 몸이 '난소를 건강하게 보호'하려는 목적 때문인데, 다들 뭔가 커다란 병이 생겼나 보다 하며 크게 놀랍니다.

사회생활을 하다 보면 한동안 몹시 바쁘거나 스트레스 상황에 빠질 때가 있죠. 그럴 때는 생활이 잠시 변했어도 괜찮다는 신호를 몸에게 보내야 합니다. 그래야 몸은 안심하고 호르몬의 균형을 유지할 수 있어요.

예를 들면 새벽별 보고 출근하고 실내에 있는 기간이 길어지면, 햇볕을 쬐는 시간이 부족해서 생리주기가 변하기도 합니다. 일조량은 호르몬 균형에 영향을 끼치는데, 몸은 빛이 너무 모자란 것을 비상사태로 보기 때문이에요. 그때 스탠드를 켜놓고 자면 몸에게 지금은 위기상황이 아니라 정상이라는 신호를 보낼 수 있어요. 다만 수면장애가 있는 경우에는 최대한 어둡게 자는 것이 좋으니 개인의 상황을 잘 살펴야 하겠지요.

생리주기가 바뀌어 불안해하다가도 정상으로 돌아오면 금세 잊고 살게 마련입니다. 평소에 내 호르몬의 리듬이 어떠한지 살펴보면 좋습니다.

호르몬은 몸과 마음의 컨디션을 생각보다 훨씬 많이 좌우합니다. 몸에 특별히 민감하지 않은 사람도 생리 주기에 따라 컨디션이 달라지는 것을 쉽게 느껴요. 생리일이 다가오면(프로게스테론 호르몬 증가) 기름지고 단 음식이 당기고, 과식하기 쉬우며, 얼굴이 푸석푸석해지고, 기분이 좋지 않습니다. 잠이 늘고, 기억력과 사고력도 떨어져요. 전반적으로 몸의 컨디션이 이렇다 보니 우울, 슬픔, 질투, 화 등을 더 많이 경험합니다.

그런가 하면 생리가 끝난 직후(에스트로겐 호르몬 증가)에는 식욕이 떨어지고, 기분이 좋으며, 사람들을 만나고 싶고, 활동적이 됩니다. 얼굴에 뾰루지가 잘 나지 않고, 혈색과 머릿결도 좋아져요. 기분이 괜찮고 머리가 잘 돌아가니까 아이디어도 많이 생깁니다.

요가 수련자들은 요가 동작을 할 때 생리 직전에 가슴이 더 잘 열리고, 아랫배에 힘이 덜 들어가며, 관절이 더 부드러워진다는 사실과 그 미묘한 차이를 알고 있습니다. 그래서 몸을 뒤로 젖히며 가슴을 펴는 후굴 동작이 수월한 반면, 뱃심이 잘 들어가지 않아서 코어 힘을 기르는 동작은 조금 불안해집니다. 또 생리가 끝난 뒤에는 가슴이 잘 열리지 않고, 관절이 뻑뻑해지는 반면에 아랫배와 하체에 힘이 잘 주어지며 안정되는 경험을 합니다.

호르몬의 리듬에 따라 몸과 마음의 상태가 파도를 타듯 바뀝니다. 아마 치료 때문에 호르몬 약을 복용한 경험이 있거나 산후우울증을 겪은 이들은 호르몬의 위력을 절감했을 겁니다.

"정말 호르몬은 의지력으로 제어할 수 없더라."

이런 이야기를 하는 분이 많습니다.

내 심리상태는 몸의 컨디션, 호르몬과 함께 유기적으로 움직입니다. 그래서 기분이 좋지 않고 몸이 가라앉는다고 느낄 때 먼저 호르몬이라는 변수가 작용하고 있는지를 살펴보면 막연한 불안감을 줄일 수 있어요. 마음이 요동칠 때에도 호르몬 때문에 그럴지도 모른다면서 이해하고 수용할 수 있답니다.

실제로 불안장애는 여성이 남성보다 많게는 5배, 대개 2배 이상 발병한다고 합니다.[6] 여기엔 호르몬의 급격한 변화가 영향을 끼칩니다. 호르몬이 만들어내는 유쾌하지 못한 느낌까지 제어할 수는 없지만, 호르몬이 만들어내는 파도의 리듬은 탈 수 있답니다. 일할 때도 처음에는 상황이 변할 때마다 스트레스를 받다가도 일이 많은 시기와 적은 시기의 사이클을 알고 나면 스트레스를 덜 받는 것처럼 말이에요.

호르몬에 휘둘리지 않는 습관

산부인과 의사 레베카 부스Rebecca Booth의 저서 《여자에게 몸이란 무엇인가》는 여성의 호르몬이 신체적·정서적·사회적 활동에 어떤 영향을 끼치는지를 다룹니다. 한 달을 주기로 반복되는 호르몬의 사이클을 해석하고 삶을 받아들이고 계획하는 방법들이 나오지요.

그는 매달 배란이 일어나기 직전 5~7일, 임신 최적기라고 부르는 이 기간이 임신에 관심이 있든 없든 모든 여성에게 신체적·정서적 고조기로서 여성의 생명력이 가장 왕성한 때라고 봅니다. 중요한 결정을 하거나 만남이나 회의를 계획하거나 특별히 일에 집중하고 즐거운 태도를 유지해야 한다면 이 기간을 잘 활용하면 좋겠죠.

그리고 호르몬의 영향을 유달리 크게 받는 편이라면 생활습관을 개선해야 합니다. 사실 다른 길이 없어요. 이미 우리가 잘 아는 방법(채소 위주의 건강한 식단, 적당한 운동, 규칙적인 생활)만이 좋은 예방책이 되어줍니다.

요가를 비롯한 운동 마니아들은 생활습관이 대체로 좋습니다. 다른 사람들은 그 습관을 마치 숨 막히는 구속처럼 보는데, 정작 당사자들은 점차 익숙해지면서 그 구속으로 커다란 자유를 얻는다는 것을 스스로 깨달아요.

정화된 몸은 지혜를 발휘합니다. 오랫동안 좋은 습관으로 정화 과정을 거치면 몸이 해로운 것을 거부하는 증상이 일어나요. 예전에 어느 모임에선가 요가 강사라고 소개하니 "요가 강사들 술 잘 마셔. 마셔도 취하지도 않지"라면서 술을 권하는 사람이 있었습니다. 그런 통념이 있나 봅니다. 운동선수들도 훈련 기간에는 술을 안 마셔도 경기가 끝난 다음에는 술을 마시며 스트레스를 푼다는 소리를 들은 것 같긴 합니다만, 실제로 요가를 비롯해서 운동을 꾸준히 열심히 하는 사람이 그러는 것은 보지 못했습니다. 그래서 그런 '속설'을 의심합니다.

왜냐하면 요가를 가볍게 운동 삼아 다니는 것 이상으로 열심히 수련하면 술을 마실 수가 없거든요. 운동도 취미 삼아 재밌게 하는 정도를 넘어 본격적으로 열심히 한다면 술을 마시기 어렵습니다. 담배와 술을 가까이하기 어려운 상태가 되는 것을 저는 몸이 정화되어 지혜가 깨어났다고 표현합니다. 호르몬으로부터의 자유도 마찬가지입니다. 우리가 호르몬의 리듬 안에서 살다 보니 어쩔 수 없이 그 영향을 받지만, 그로 인해 심하게 흔들리지 않으려면 생활습관을 바꾸어 몸을 정화해야 합니다. 물론 이것은 장기적인 목표이고, 당장은 할 수 있는 것부터 가볍게 해야

겠죠.

불안한 마음이 계속 이어진다면 우선은 호르몬이 원인이 아닌지 돌아봅니다. 호르몬 캘린더 앱을 깔아서 체크하면서 자기 리듬을 알아보세요. 몸은 자연의 것이라 계절의 흐름도 따라갑니다. 생리주기가 일정해 보이는 사람도 몇 년 통계를 내보면 계절마다 조금씩 달라지는 것을 알 수 있어요.

내 호르몬의 리듬을 앎으로써 불안에서 조금씩 자유로워집시다. 그리고 길게 보고 몸을 정화해갑시다. 의지로 조절하려고 하기보다는 몸을 돌보는 시스템을 만들어서 몸이 지혜를 발휘하게 해줍시다. 정화된 몸이 알아서 나쁜 선택을 덜하게끔 도와주도록 말이에요.

몸에 나쁜 것이란 무엇일까요? 술, 담배, 카페인, 자극적인 음식, 지나친 육류, 인스턴트 식품은 줄이거나 끊기. 물리적 활동으로는 지나친 게으름, 불규칙한 생활, 과로 등을 멀리하기. 정신상태로는 불만족, 화, 질투, 인색함, 슬픔 등이 일어날 때 최대한 빨리 내려놓기. 보통 우리는 몸을 돌보려면 몸에 좋은 것을 해야 한다고 생각하기 쉬운데, 실은 몸에 나쁜 것을 멀리하는 것으로 충분합니다.

이 나이에 아이돌에게 빠져도 됩니다

"드라마를 몰아서 보다가 또 밤을 새워버렸어요."

"이 나이에 아이돌에 빠졌어요."

코로나 팬데믹 기간 동안 이런 고백들이 매우 흔했습니다. 콘텐츠로 희로애락을 느끼고 나면 스트레스를 잘 풀었다는 후련함도 있지만, 시간을 낭비했다는 죄책감과 부끄러움이 뒤엉킵니다. 사실 누구나 나태해지거나 스트레스를 받거나 고립되어 있다고 느끼는 시기에는 콘텐츠에 눈길이 가고 자기도 모르게 빠지곤 합니다.

술이나 담배, 쇼핑, 게임, 유흥 등에 빠지는 것을 우리는 중독이라고 부릅니다. 콘텐츠 소비 또한 중독 현상에 들어갑니다. 중독이라는 말의 뉘앙스가 어쩐지 심각해 보이지만, 감각적 자극이 주는 쾌감에 빠져들어 그만두기 어렵다면 중독 현상이라고 할 수 있어요.

이 중독 현상과 관련이 깊은 차크라가 있습니다. 스바디스타나 차크라Svadhistana Chakra는 자궁·천골 쪽 에너지의 균형을 담당합니다. 이곳은 물[水]의 영역으로, 임신·출산에도 관여하지만 심리적으로 창조성을 담당하는 자리입니다.

먼저 임신·출산과 창조성이 무슨 관계일까 싶겠지만,

그리스 신화에서도 창조와 미의 여신이 출산을 관장합니다. 예술활동을 육체적 출산과 나란하게 본다는 이야기입니다. '나를 통해서 나를 닮은 것을 만들어 내놓는' 행위이기 때문이에요.

스바디스타나 차크라의 에너지 불균형이 심해지면 건강한 임신과 출산이 어려워지고, 하복부와 생식기 관련 질병이 생기기 쉬워요. 심리적으로는 중독 현상이 나타나기 쉽습니다. 삶의 활력을 잃고 세상이 재미없다는 느낌에 사로잡힐 때, 우리는 손쉽게 즐거운 느낌을 주는 행위에 빠져듭니다.

나도 모르게 무언가에 중독되어간다고 느낀다면 지금 내 삶에서 창조성이 억압당하고 있으니 회복해야 한다는 신호로 이해하면 좋습니다. 중독 현상을 치료하는 명약은 정신적인 것을 잉태하고 출산하는 일입니다.

"오오 소크라테스, 육체적인 것이냐 정신적인 것이냐가 다를 뿐 모든 인간은 출산을 합니다."[7]

플라톤의 《향연》에서 소크라테스와 디오티마가 출산에 대해 이야기하는 부분입니다. 디오티마는 "사랑은 아름다움의 생산"이라며 출산은 정신적인 것을 낳는 일(예술, 창작)까지 아우른다고 말합니다.

"정신적으로 생식력이 있는 사람들도 있어요. 즉 육체보다도 오히려 정신적으로 잉태하기를 잘하는 사람들이지요."[8]

중독 현상의 치료제로서 정신적 출산이 필요하다는 이야기가 있습니다. 이는 임신·출산 계획이 없는 사람들에게도 매우 중요합니다. 2023년 현재 우리나라는 2040세대 중 독신 가구 비율이 3분의 1이 넘습니다. 모든 인간이 어떤 방식으로든 출산한다는 사실을 알아두면 독신들에게 어떻게 도움이 될까요?

마침 《동의보감》 〈부인문〉에도 정신적 출산과 비슷한 내용이 있어 소개합니다. 조선시대의 대표적 독신이라 할 수 있는 과부와 여승의 질병에 관한 이야기입니다.

> 두 부류의 여자들(과부와 여승)은 혼자 살기 때문에 음만 있고 양은 없으며, 성욕은 있으나 흔히 뜻대로 풀지 못하므로 몸에 있는 음기와 양기가 서로 다투기 때문에 잠깐 추웠다 잠깐 열이 났다 하는 것이 온학(학질)과 같은데, 이것이 오래되면 허로(몸이 허해짐)가 된다. 《보감》

혼자 사는 여자는 음기와 양기가 서로 다투는, 기가 조화롭지 못한 상태랍니다. 〈부인문〉에서는 '성욕을 억눌러서' '하고 싶은 일을 뜻대로 하지 못해서' 병이 생긴다고 진단합니다. 과부와 여승이 겪는 이 질병의 증상을 묘사한 부분을 한번 살펴보겠습니다.

> 바람을 싫어하고, 몸이 나른하며 금방 추웠다 금방 열이 났다 하고, 얼굴이 붉고 가슴이 답답하며, 때때로 저절로 땀이 난다. 또 오전에 정신이 흐릿하고 밝은 곳을 싫어하고, 사람 소리를 듣기 싫어하는데, 오후가 되어야 괜찮아지며, 머리가 어지럽고 배가 아프며 잘 놀라고, 조금이라도 일을 하거나 월경을 할 때는 그 증상이 더욱 심해진다. 《보감》

현대의학으로 보면 갱년기 증후군이나 경미한 공황장애, 우울장애 등이 두루 섞인 것 같습니다. 제 눈에는 창작하는 직업을 가진 사람이 슬럼프에 빠졌을 때 나타나는 공통적인 증상으로 보입니다. 혹시 이런 증상이 있다면 남녀를 떠나서 공히 '정신적인 출산'이 필요하구나, '내 창조성을 풀지 못해서 이러고 있구나' 하고 이해해보기를 권합니다.

아이돌에 빠져서 온갖 영상을 섭렵하고, 굿즈를 사고, 콘서트 현장에 가 있는 중년이 많습니다. 그들은 '내가 이 나이에' 하며 부끄러워하면서도 표정은 무척 밝아요.

"제가 우리 ○○이 덕분에 삶의 낙을 찾았어요. 나도 열심히 잘 살고 싶어졌다니까."

저는 이 말을 창조성을 담당하는 차크라의 손실과 회복에 대한 이야기로 읽습니다. 무기력에 빠져 있다가 연예인에게 빠져들고, 거기서 활기차게 살고 싶다는 희망을 얻는다는 서사는 스바디스타나 차크라의 의미, 곧 창조성을 회복하는 과정을 잘 보여줍니다.

아마도 중년 세대가 빠져든 콘텐츠 속의 인물은 주로 연예인이고, 나이 지긋하고 자애롭기보다는 젊고 활기차고 아름답고 신체적·성격적·성적 매력이 넘칠 겁니다. 현실에는 없는 환상과 매력으로 곱게 포장된 상업적으로 연출된 인물이겠지만, 사람들은 이들에게 빠지는 행위를 통해 내 안에 숨어 있는 어떤 가치를 되찾고 일깨우고 싶어합니다.

예전에 일본 작가 사노 요코佐野洋子가 환갑이 넘은 나이에 욘사마에 빠져서 한국을 수차례 오갔는데, 이때 경험을 두고 '삶이 화사해졌다'는 표현을 쓴 적이 있어요. 스바디스타나 차크라가 균형을 이룰 때 삶이 화사해진다는 표현이 딱 맞는 것 같습니다. 빠져든 대상이 어떤 콘텐츠, 어떤 연예인일 뿐 핵심은 내 삶에서 필요한 것, 곧 화사함을 되찾고 싶다는 뜻이니까요.

그렇다면 중독에 빠졌을 때는 무엇이 도움이 될까요?

요리, 글, 사진, 음악, 그림, 춤, 공예 같은 예술활동이나 텃밭 농사, 식물 키우기, 봉사활동 등 나를 닮은 것을 만들어 내놓는 행위라면 무엇이든 좋습니다.

저는 창조성의 정체기, 곧 슬럼프가 왔을 때 만다라를 두 달 정도 걸려서 천천히 완성한 적이 있습니다. 만다라는 그림 솜씨로 그리는 게 아니라 말 그대로 점을 찍듯, 바느질하듯 한 땀 한 땀 시간과 정성으로 완성하거든요. 잘 그려야겠다는 생각 없이 할 수 있어서 좋았고, 빨리 완성하고 싶다는 조급한 마음을 계속 내려놓아야 해서 성격이 급한 저에게 도움이 되었어요. 만다라 그리기는 제가 창작활동을 다시 시작하는 데 동기부여를 톡톡히 해주었습니다.

자존감과 자존심 사이: 비위 기능

사업하는 친구와 여행을 간 적이 있어요. 그는 경치 좋은 곳에 가서도 맛있는 음식을 먹으면서도 전화기를 붙들고 있더군요. 그만큼 잘나간다는 증거겠죠. 모처럼 여행을 왔지만 찾는 사람이 많고, 자신이 결정하지 않으면 안 되는 일이 계속 생겼답니다.

함께 다니는 저는 정신이 사나웠습니다. 지금이 그나마 한가로운 때라는데도 이런 모습을 보면서 평소에 얼마나 바쁘게 사는지 짐작할 수 있었어요. 저러면서 여행은 제대로 하는 걸까 하는 의구심이 들 정도였답니다. 내심 그 친구가 자기를 잘 비우지 못한다고 생각했나 봐요. 그런데 사흘이 지나 집에 갈 때가 되어서 뜻밖의 말을 들었습니다.

"정말 제대로 힐링 하고 가네! 너무 좋았다!"

좀 놀랐습니다. 그 친구는 일에서 벗어나서 너무 좋았고, 사흘 동안 마음을 비우니 머리가 맑아졌다고 했어요. 직원들에게 둘러싸여 있지 않아서, 자동차 매연을 맡고 돌아다니지 않아서, 회의에 참석하지 않아서 자신을 내려놓은 즐거운 시간이었다고요.

'와, 힐링도 사람마다 정말 다르구나…….'

친구는 전화나 메시지에 답하는 시간을 제외하고도 대화하면 기승전'일'로 끝나서 자신도 말하다가 웃곤 했어요. 몸은 사업장을 떠나 있어도 정신의 절반 이상은 일터에 있었거든요. 그런데 정신이 거길 떠나 있어서 행복했다니? 자신을 잘 비운 느낌을 얻었다니, 도대체 뭘 비웠다는 거지?

저는 성공한 사람들의 불타는 욕망을 느끼면 저도 모르게 흠칫 놀라곤 해요. 은근히 그들을 욕망의 노예로 낮춰 보기도 했습니다. 오늘 먹을 만큼의 물고기를 잡고 노래 부르며 사는 바닷가의 늙은 어부보다 마음이 더 가난하다며, 이렇게 마음이 여유로운 저를 조금이라도 우위에 두고 싶었나 봅니다. 그러나 곧 이런 생각이 얼마나 어리석은 고정관념인지 깨달았습니다.

비교하는 사회에서 에너지를 지켜요

강한 헝그리 정신과 성공 인자를 가진 사람은 자신을 불태우며 살지 않으면 오히려 불행하다고 느끼더군요. 제 눈에만 불타는 욕망이지, 본인에게는 순수한 열정과 의지니까요. 저야 소박하게 살아도 별로 마음이 괴롭지 않은 사람입니다만, 사회적으로 보자면 경제 발전에 별다른 보탬을 주지 않습니다.

제 친구는 고용지수를 비롯해 여러 경제지표를 좋게 하는 데 분명 큰 몫을 하고 있어요. 다만 욕망이 큰 만큼 괴로움도 따라오는 걸 보니 세상에는 역시 공짜가 없더군요. 이렇게 보면 우리는 살고 싶은 대로 살되, 그에 따른 대가를 치르며 살아갑니다.

그러나 그놈의 자존심이 문제입니다. 어떻게든 내 기준에서 상대를 평가하고, 상대보다 더 나은 점을 생각해야 마음이 놓이니까요. 우리는 여기에 얼마나 많은 에너지를 소모하며 살까요?

지금 하는 이야기와 연관되는 영역이 마니푸라 차크라 Manipura Chakra입니다. 몸의 영역으로는 배꼽 주변부터 배까지이고, 이 차크라에 문제가 생기면 거식증·과식증·관절염·소화불량 등이 생기기 쉬워요.

감정적인 면에서 이 차크라는 자기관리, 타인에 대한 배려 그리고 의사결정의 책임과 관련이 있습니다. 쉽게 이야기하면 내 인생 내가 개척하며 산다는 강한 자신감이 이 영역에서 나옵니다. '하고 싶은 일을 하라' '될 때까지 하라'며 자신의 성공담에 더해 남들에게도 성공하라고 독려하는 사람들은 이 차크라가 매우 활성화된 상태입니다.

마니푸라 차크라는 불[火]의 영역입니다. 몸으로 들어온 음식물을 양분으로 만들 만큼 에너지가 많이 필요한 곳이기도 합니다. 이 자리에 비장과 위장이 있는데, 동양의학에서 비장과 위장은 '변화'의 기능을 관장합니다.

비장과 위장은 우리가 먹은 음식과 호흡을 몸 곳곳에 쓰일 에너지로 바꾸고 옮기는 역할을 합니다. 서양의학에서는 비장을 소화기관과 무관하게 보지만 동양의학에서 비장과 위장을 짝으로 봅니다.

비위가 좋다, 비위 사납다, 비위 상하다, 비위 거슬린다 할 때의 비위도 이런 생리학에 근거를 둔 말이죠. 사전을 찾아보면 비위는 '어떤 것을 좋아하거나 싫어하는 성미'

라고 나옵니다. 비위가 강하면 아무래도 사회적 역할을 잘 소화합니다. 맡은 일에 열정을 쏟고, 자기 일의 사회적 역할에 대한 인식도 뚜렷해요. 이런 사람들은 사회적 성취를 거두기에 유리하겠지요.

성공한 사람들에게 주로 뱃심 좋다는 표현을 씁니다. 뱃심 좋다는 말은 비위가 좋다는 말과 동의어예요. 다만 이 영역이 불의 영역이라는 데서도 알 수 있듯이 그런 사람은 자신을 활활 불태우며 살기 때문에 심각한 번아웃을 주의해야 합니다.

마니푸라 차크라에 균형이 잡혀 있으면 부모님에게는 든든한 자녀로, 회사에서 똑똑한 직원으로, 집에서는 현명한 아내와 남편으로, 친구들 사이에서는 유쾌한 친구로 페르소나에 따라 잘 변화하며 살 수 있습니다. 그런 사람은 대체로 사회적으로 건강한 자아상을 갖고 있어요. 누구의 눈에도 저 사람은 자기 인생 자기가 개척하며 잘 산다는 적극적인 자세가 보입니다.

거꾸로 이 영역에 문제가 생길 때 자존감이 아닌 삐딱한 자존심이 자랄 수 있어요. 다시 말해 비위가 잘 상할 수 있답니다.

"장 과장이 나 무시하는 얼굴 봤어?"

"걔가 도대체 왜 잘나가는 거야?"

비위가 약해지면 마음이 잘 상하고, 무기력해지고, 생각이 많아집니다. 앞에서 동양의학에서는 장기마다 담당하는 정신 영역이 있다고 이야기했는데, 비장은 생각을 담당합니다. 따라서 자존심이 상하고 생각만 많아진다면, 내 몸의 비위 기능을 돌아보라는 신호로 읽을 수 있어요.

적정치를 아는 지혜

"요가를 배우면서 마음의 평화를 찾았어요."

어떤 분이 제가 요가 강사라고 하니까 반가워하며 이렇게 말하더군요. 놀랍게도 저는 그분을 명상하러 가서 만났습니다. 이해가 되시나요? 그분 말씀이 명상을 너무 열심히 하느라 탈이 났는데 요가를 하면서 마음을 치유했답니다.

그분은 요가 수업에서 선생님이 "열심히 하지 않아도 돼요. 편하게 하세요"라는 말에 눈물이 났다고 했어요. '아, 내가 너무 열심히 수행을 했구나!' 하고 깨달았다는 겁니다.

그분의 환상을 굳이 깨고 싶지 않아서 입을 다물었지만

제 마음은 이렇게 외치고 있었습니다.

'요가도 너무 열심히 하면 탈이 나요. 그래서 마음의 평화를 찾고 싶어 명상을 시작한다니까요!'

참 우습지 않습니까?

우리가 알기로 마음이 편해지기 위해 명상과 요가를 하는데 그조차 너무 열심히 하느라 마음이 다치는 경우가 많습니다.

둘러보면 공부, 취업, 결혼생활, 육아, 재테크, 취미, 심지어 '득도'에 이르기까지 열심히 하다가 너무 지쳐버렸거나 자신에게 실망했다며 우울해하는 사람이 많습니다. 가정, 회사, 학교 등 내가 몸담은 영역 곳곳에는 '열심히'의 피해자들이 있어요.

그런데 이런 현상은 실은 열심히 해서라기보다 마음을 잘못 기울여서 생기는 문제랍니다. 우리는 어느 시점에 이런 마음이 들거든요.

'남들보다 더 빨리 가야 해.' '더 열심히 해야 해.' '더 잘해야 하는데 나는 왜 아직 이것밖에 안 될까?'

남하고 비교해서 뒤처지는 것 같으면 초조해하고 자신에게 화를 내요. 처음에는 마냥 좋았던 일도 시간이 지나면서 불만족스러워지고 저 혼자 상처받습니다. 여러분도 이런 경험 많이 해보셨죠?

뭐든 열심히 하는 건 미덕입니다. 열심히 해서 문제가 아니고 여러분도 알다시피 비교하는 마음이 문제를 일으켜요. 비교하는 마음은 생길 때마다 바로바로 버리는 연습을 하는 수밖에 없는데, 여기서는 몸의 관점에서 꼭 알아야 할 진실을 이야기해볼까 해요.

'열심히'의 기준은 사람마다 다릅니다. 따라서 자기가 소화할 수 있는 정도를 알아야 하죠. 무조건 비위가 강해져야 한다고, 불태워야 한다고 스스로를 몰아붙일 일은 아니라는 말이에요.

비위가 약하게 타고났다면, 비위가 강한 사람과 비교하며 상처받는 패턴에서 빠져나와야 합니다. 앞에서도 이야기했지만 잘못하면 삐딱한 자존심만 자랄 수 있어요. 반대로 비위가 강하게 타고났다면 번아웃이 오지 않도록 조절해야겠지요.

자기의 적정치를 알아차리기란 사실 어려워요. 스스로 만족스러운 기분을 느낄 때 알고 보면 허상인 경우가 많거든요. 이는 마치 화를 잘 내는 사람이 화내는 순간에는 후련한 기분이 드는 것과 같아요.

그래서 내가 정한 목표의 100퍼센트가 아닌 80퍼센트

달성 정도로 만족한다, 약간 아쉬운 마음을 남긴 채 손을 놓는다, 나머지는 내일 한다, 이런 태도가 일을 지속 가능하게 하는 데 도움이 됩니다. 애착이 가는 일일수록 아쉽기는 하지만 그래야 다음에 또 도전할 수 있지, 하며 내려놓아봅니다. 비위를 강하게 타고났든 약하게 타고났든 마찬가지입니다.

요가 수련을 할 때도 고수 선생님일수록 적정선까지 하라고 늘 강조합니다. 요가 수련이나 살아가는 일이나 오늘 하루로 완료되고 막이 내려가지 않잖아요. 내일은 또 다시 내일의 태양이 뜨고, 어제와 같은 일을 다시 시작해야 하니까요.

잘나가는 누구처럼 되고 싶고 더 완벽해지고 싶을 때 우리 몸은 자기 그릇 안에서 적정치를 하도록 배앓이로, 역류성 식도염으로 가르쳐요. 더 잘하면 좋지만 지금도 충분히 괜찮다, 천천히 가자는 태도가 자존감과 비위 기능을 돌보는 비법이자 몸이 알려주는 지혜랍니다.

비위 기능을 올려주는 질문

마니푸라 차크라는 우리 몸의 소화 영역을 두루 관장합니다. 요가 동작 중에서는 비틀기와 코어를 강화하는 자세가 도움이 됩니다. 소화력이 좋지 않은 편이라면 소화가 잘되는 음식을 즐겨야 하고, 속이 편해지려면 오래 앉아 있지 말고 운동을 해야 합니다. 너무 당연한 이야기지요?

몸의 질병은 이제 병도 아닌 것이 많아요. 의료인들은 요즘에는 자기 증상을 검색해보고 스스로 진단을 내리고는 "이 병 맞지요?" 하고 확인하듯 묻는 환자가 너무 많아 기분이 좋지는 않다고 하더군요. 위장이 안 좋을 때 무얼 먹어야 하는지, 어떤 치료를 받아야 하는지 누구든 조금만 검색하면 훤하게 아는 세상이 되었어요.

그래서 여기서는 몸에 영향을 끼치는 심리상태, 마음가짐 이야기를 하려고 합니다. 몸을 치료하는 기술은 전보다 발전했지만 병을 낳은 마음상태를 알아보는 일에는 우리가 여전히 서툴기 때문입니다.

마니푸라 차크라는 사회활동 및 인정 욕구와 관련이 많기 때문에 이 차크라를 활성화하려면 우선은 자기가 하는 일을 긍정적으로 바라봐야 해요. 매일매일 하는 일을 가까이서 보면 단순하고 기계적인 일인 데다가 보수도 썩 좋지 않아 의미를 찾거나 보람을 느끼기 어렵습니다. 그런데 조금 멀리서 보거나 과거의 필름을 쭉 돌려보면, 내 일도 나름의 의미가 있을뿐더러 그 안에 노력과 보람이 어우러진 자기만의 성장 서사가 있어요.

저는 '내가 하는 일이 곧 나다. 그러므로 좋아하는 일을 찾아야 한다'는 의견에는 그리 동의하지 않아요. 일은 그저 삶의 한 부분일 뿐이니까요. 그럼에도 내가 하는 일을 긍정적으로 바라보면 내 삶을 긍정하는 데 큰 도움이 되죠. 새삼스러울 것 없는 내 일을 멋지게 정의해보면 어떨까요? 지금 새로운 일을 찾고 있는 중이라고 해도 자신이 그간 분투해온 과정을 멋지게 정의하는 일은 도움이 됩니다.

저는 제 일을 '읽기'라고 정의합니다. 편집자는 기본적으로 '읽는 사람'입니다. 글을 읽으면서 그 작가를 읽고, 같은 생각을 할 만한 사람들(예상 독자)과 트렌드도 읽습니다. 콘셉트를 명확히 하고, 글이 잘 읽히도록 다듬고, 멋진 디자인을 입히고, 홍보 방향을 고심하는 등 책이 만들어지기까지의 전 과정에 편집자의 손길이 들어가지만 기본은 '읽기'에서 출발하거든요.

읽는 특기를 살려서 10년은 책상에 앉아서 글을 읽었

고, 그다음 10년은 책과 사람들의 몸과 마음을 함께 읽었습니다. 그래서 저는 20년 동안 제가 해온 일을 '읽는 영역을 책에서 몸과 마음까지 확장했다'고 근사하게 정의해보곤 합니다.

이건 그냥 저 혼자 멋있으려고 내린 정의예요. 사회적으로 진짜 그만한 인정과 보수를 받느냐, 실적이 어떠냐, 어떤 타이틀을 얻었느냐는 생각하지 맙시다. 여기서 그건 중요하지 않으니까요.

지금까지 어떤 일을 해오셨나요?

○○로서 어떻게 성장하며 살아오셨나요?

"저는 애만 키우고 있어서"라고 자신을 소개하는 여성분들을 가끔 만납니다. 그런데 이 세상에 애를 키우는 것만큼 값진 일이 어디 있나요? 세상이 그것을 알아주지 않을 만큼 삐뚤어져 있을 뿐, 세상에서 아이들을 돌보고 가르치는 일만큼 중요한 일은 없습니다. 우리가 어른이 되어서 엄마라는 말만 떠올려도 뭉클해지는 까닭은 전에는 몰랐던 그 진실을 이제야 알아볼 수 있기 때문이잖아요.

그러니 무슨 일을 하든 내가 하는 일에 대한 찬사, 격려, 인정은 좀 지나치다 싶을 정도로 해도 괜찮아요. 그동안 스스로를 보잘것없다고 부정적으로 생각했던 사람일

수록 스스로를 많이 칭찬해주세요.

요가인이 인정 욕구를 극복하는 법

'요가는 수련이지 단순 운동이 아니라고.'

요가인들은 대체로 요가를 운동으로 분류하는 것을 못마땅해합니다. 다만 그 생각을 드러내지 않을 뿐이지요.

'요가는 몸을 다루지만 정신수양의 측면이 더 크지!'

그러나 많은 사람이 요가를 취미나 운동 중 하나로 여깁니다. 다만 요가를 운동의 관점으로 보면 별난 점이 있습니다.

검도, 주짓수, 무술 등 대련 계열의 운동은 공격과 방어, 곧 상대와의 관계 속에서 어떻게 할 것인가를 단련합니다. 그런데 요가는 조용한 곳에서 혼자 하는 수련법으로 발전해왔어요.

제아무리 요가를 잘한다고 하더라도 그 기술로 상대를 제압할 수 없고, 공격해 들어오는 상대를 막아낼 수도 없어요. 나 자신과의 관계만 설정합니다. 어떻게 보면 아주 폐쇄적이고, 또 어떻게 보면 정말 평화롭죠.

다른 맨몸운동인 무용이나 체조와 비교해도 약간 결이 다릅니다. 요가의 고수는 인간의 몸이 저런 것도 가능한가 싶은 동작을 완성하는데, 무용이나 체조와 다르게 관객의 마음을 움직이고 기술을 평가받는다는 목표가 없어요. 그러니까 애초부터 관객 자체를 염두에 두지 않아요. 보여주기 위한 행위에서 출발하지 않는다는 뜻이죠.

물론 요즘의 현실에서는 좀 달라요. 동작의 완성도와 기술을 평가하고 평가받으려는 굴레가 존재하기는 하거든요. 언젠가부터 요가인도 소셜미디어나 유튜브에서 전시하고 인정받기를 원하게 되었답니다. 시대적 흐름이라 어쩔 수 없지만, 요가인이라면 자기수련이라는 본질을 잃지 않아야 합니다.

방금 대련 계열의 운동이나 무용, 체조 등과 다른 요가만의 특이점 두 가지를 꼽았어요. 하나는 홀로 평화롭게 하는 수련이라는 점, 또 하나는 관객에게 보여주려는 목표가 없다는 점입니다. 이 두 가지는 사실 요가를 하면서도 잊기 쉬운 태도이며, 잊었다면 기억을 되살려야 하는 가치예요. 요가를 해본 적이 없는 사람도 살면서 사회적 인정을 갈구하느라 마음이 다치지 않도록 스스로를 보호할 수 있는 태도입니다.

사회적 평가 기준에 자신을 밀어넣어 스스로를 공격하지 않으려면 '홀로 평화롭게, 보여주려는 목표 없이'라는 요가의 가치가 도움이 됩니다. 사회가 나를 하찮게 보는 것 같아서, 동료와 비교하니 내가 보잘것없어서, 한때 잘나갔던 과거에 비해 초라해진 것 같아서 등 시시콜콜 나를 평가하며 괴롭히는 것은 나 자신입니다.

요가는 이 인정 욕구에서 벗어나라고 가르쳐요. 사실 완전히 벗어나기란 어려운 일이니 잠깐이라도 벗어나는 연습을 하라고 하죠. 마음이 힘들고 지치고 상처 입는 이유는 '평가' 때문입니다. 남과 비교했든 자신에게 더 높은 기준을 들이대며 스스로를 평가했든 말이죠.

그럴 때 치료약은 홀로 평화롭게, 그저 숨 쉬기, 그저 존재해보기입니다.

요가인들은 몸을 움직이며 느끼고 숨 쉬면서 자신을 괴롭히는 쓸데없는 생각이 얼마나 보잘것없는지 깨닫습니다. 그렇게 '홀로 평화롭게, 그저 숨 쉬며 존재하는 마음'을 기릅니다. 이 태도가 자기해방의 열쇠라는 사실을 알기 때문이에요.

내 안의 연민 깨우기: 호흡과 감정 정화

'숨 쉬는 것도 위험'하다는 생각이 최근 10년 가까이 어마어마하게 확대재생산되었다고 합니다.

> SNS에는 미세먼지에 실제로 대비하는 방법과 관련한 키워드가 두드러졌다. 가장 빈번하게 출현한 연관어는 '마스크'였고, 이와 함께 '대기오염 정보', '조회 서비스', '농도', '공기청정기' 등이 눈에 띄었다.[9]

《지금, 한국을 읽다》의 저자 배영은 기사와 SNS 데이터 추출 분석 결과, 미세먼지의 원인과 위험성에 대한 구체적인 지식도 많이 공유되었다고 말해요. 그런데 책에 따르면 실제 공기 질을 연구한 결과를 보니 최근 30년 중 1990년대에 공기가 가장 나빴다고 합니다. 2014년부터 미세먼지 관련 기사량이 급증하면서 '실제 미세먼지 농도가 높아지지 않았음에도' 공기의 질에 대한 불안이 시작되었다는 이야기입니다. 이처럼 사실과 인식 사이에는 늘 차이가 있습니다. 이 차이는 뭔가 생각거리를 던져주어요.

몇 년 동안 사람들은 미세먼지를 겁내는 데 에너지를 많이 썼어요. 만나면 인사처럼 공기 이야기를 했지요. 미세먼지는 두려운 대상이었죠. 물론 실제로 미세먼지의 영향이 미미하다거나 공기가 나쁘지 않다고 주장하려는 것은 아닙니다.

미처 거르지 못하고 폐부까지 침투하는 것이 미세먼지인지, 생각으로 키워진 불안인지 한번쯤 생각해보자는 거죠.

몸이 알아서 숨 쉬게 하는 법

불안한 마음으로 숨을 쉬면 호흡이 불안해지고, 불안한 호흡은 불안감을 더욱 증폭시킵니다. 정서와 호흡 패턴은 서로 영향을 끼치니까요. 의식적인 호흡은 감정과 자율신경계에 좋은 변화를 줄 수 있습니다. 천천히 부드럽고 깊게 숨을 쉬면 마음도 편안해져요.

동양의학에서 폐는 오장육부의 방패막이로 봅니다. 이를 표현한 말이 화개華蓋입니다. 화개는 왕이 외출할 때에 수레에 씌운 덮개(큰 우산)를 말해요. 덮개처럼 장기의 가장 위쪽, 심장 위에서 다른 장기를 보호하는 역할을 한다는 뜻이죠. 폐가 피부와 털을 주관하는 것도 몸의 가장 바깥에서 몸을 호위한다는 의미와 통합니다.

동양의학과 서양의학 모두 폐를 호흡기관으로 봐요. 폐는 기관지를 통해 외부 기운을 받아들여 이물질을 걸러낸 다음 혈관과 심장으로 보내는 역할을 합니다. 따라서 폐가 약해지면 호흡기 질병(감기, 비염, 천식, 기관지염, 폐렴 등)만이 아니라 심혈관 질병(중풍, 부정맥, 협심증, 심근경색 등)까지 발생할 위험이 높아져요.

숨을 잘 쉬면 폐가 강해집니다. 폐는 깊고 부드러운 호흡으로 강해질 수 있거든요. 다만 호흡은 폐를 운동시키는 것이 아니에요. 흉곽을 벌리고 조여주는 근육의 움직임으로 일어나죠. 호흡법은 가슴 호흡과 복식 호흡으로 나뉘는데, 척추와 어깨가 유연해야 늑간근을 이용해 가슴 호흡을 잘할 수 있어요. 또 고관절이 유연해야 횡격막을 당기며 복식 호흡을 깊게 할 수 있답니다.

그러니까 깊고 부드럽게 호흡하려면 근육과 자세가 전반적으로 좋아야 해요. 호흡기관 주위의 근육이 굳어 있으면 호흡을 깊고 부드럽게 하기 힘들어요. 그러니 무리해서 깊게 호흡하려고 하면 상기증上氣證(피가 머리로 몰려 홍조·구통·이명 등을 일으키는 현상)에 걸려서 고생할 수도 있답니다.

그보다는 숨을 부드럽고 안정되게 쉬려고 노력하면, 시간이 걸리더라도 호흡 관련 근육이 천천히 이완될 거예요. 처음부터 너무 잘하려고 서두르지만 않는다면 말이죠. '마음을 편안하게 가지며 호흡하자' 정도가 좋아요.

아직 몸이 교정되고 이완되지도 않았는데 숨을 깊고 부드럽게 조정하려고 하면 갑자기 숨이 막히는 느낌이 들어서 얼마 해보지 않고 그만두기 쉬워요. 그렇기 때문에 지금 몸 상태 그대로, 지금 숨 그대로, 마음이 편안해져 몸에 맞는 호흡을 몸이 알아서 하도록 내버려두어야 합니다.

몸이 알아서 숨 쉬도록 내버려두고 마음은 깨어서 호흡을 지켜본다고 생각하고 숨을 쉬어보세요. 몇 초 못 가서 호흡이 아닌 생각을 따라가거나 깜빡 졸기도 할 테지만, 다시 호흡으로 돌아오세요. 이 과정을 반복하면 어느덧 마음이 고요해지고, 숨은 부드러워지고, 폐의 건강도 좋아질 겁니다. '정확한 호흡이라는 목표를 향해 달린다'보다는 '호흡이라는 친구와 산책한다'고 생각하는 편이 좋아요.

숨은 감정은 숨으로 털어냅니다

저는 가슴과 어깨가 아주 유연한 요가 수행자는 아닙니다. 그런데 이따금 가슴을 여는 요가 동작에서 평소보다 가슴이 많이 열렸을 때 숨이 더 많이 들어오고 나가는 걸 느낍니다.

가슴이 많이 열려 숨이 더 많이 들어오고 나가는 것은 평소에 숨을 좀 길게 마시고 내쉬는 상태와는 완전히 다릅니다. 평소에는 코에서 가슴 부위까지 좁은 길로 숨이 드나들지만 어깨와 가슴 쪽의 긴장이 이완되면 숨의 길이 매우 넓어집니다.

숨의 길이 넓어지고 깊어지고 숨의 양도 많아지면 마치 산소포화도가 높아져서 뇌가 갑자기 각성되는 것 같고 기분이 아주 좋아집니다. 가슴을 여는 동작을 오래 수련한 요기들은 이 기분을 체험으로 알고 있어요.

그런 경험을 하면 수련 시간이 끝나고도 기분이 매우

좋고 피곤하지 않으며, 감수성 지수가 아주 높아져요.

사람이나 상황에 따라 다르겠지만, 저는 이렇게 가슴이 많이 열린 날은 각성 상태가 두어 시간 이상 유지되더군요. 그런 날은 내 심장이 어디에 있는지 잘 느낍니다.

아름다운 것들이 눈에 더 잘 들어오고, 감탄을 많이 하고, 한편으로는 슬픈 것에 더욱 눈물이 납니다. 한마디로 감정에 민감해져요. 그리고 사람들이 행복했으면 좋겠다는 매우 기특한 마음이 절로 일어납니다. 평소에 감정 표현을 잘 하지 않는 저로서는 참으로 낯선 '그저 기쁜' 상태에 빠집니다.

이런 경험을 통해 숨에 관해서 한 가지는 확실하게 알았습니다. 숨을 잘 쉬면 내 안에 숨어 있는 사랑을 볼 수 있다는 것을 말이죠.

숨 쉬기는 아나하타 차크라Anahata Chakra와 관련이 있습니다. 신체적으로는 심장, 폐, 어깨, 팔, 순환 계통, 횡격막 부위입니다. 이 차크라는 심리적으로 '무조건적 사랑'을 담당해요. 이해와 연민, 용서 모두 이 사랑 안에 녹아 있습니다. 숨 쉬기와 사랑이 연결되는 셈입니다.

한 수강생은 가슴을 여는 동작을 하다가 갑자기 눈물을 쏟았어요. 수업이 끝나고 말하길 무려 20년이나 지난 일이 떠올랐기 때문이라고 하더군요. 초등학생 때 반 아이의 지갑이 없어졌는데, 자기가 교실에 남아 있었다는 이유로 도둑으로 몰린 일이 있었대요. 그때의 억울한 감정이 갑자기 터져나왔답니다.

간지럼을 태우면 즐겁지 않아도 웃는 것처럼 몸에는 슬프지 않아도 눈물이 나는 반응점이 있어요. 그곳을 건드리면 다 큰 어른도 울고 말죠. 그리고 일단 눈물이 나면 과거 기억 중 하나와 접속되고 맙니다.

저도 가슴을 열다가 울컥 하는 감정을 만난 적이 여러 번 있습니다. 묵은 감정은 가슴에 남아 있는 경우가 많기 때문입니다. 숨길이 넓어져 숨이 넓게 드나들 때 이런 감정의 체기를 털어낼 수 있어요.

잘 털어내면 깨끗하고 따스한 마음상태로 돌아갑니다. 그런 마음상태를 우리는 사랑이라고 부르지요. 그렇다면 가슴 차크라에 대해 이렇게 정리해도 좋을 것 같아요.

'숨을 잘 쉬어야 내 안에 있는 사랑을 깨울 수 있다.'

일상에서 숨 잘 쉬어보기, 숨 잘 느껴보기를 해보세요. 일하는 중간에는 두 손바닥으로 허리를 받치고 가슴을 하늘로 끌어올리며 숨을 쉬어본다든가 머리 위로 깍지를 끼고 기지개를 켜면서 마치 숨이 가슴에서 들어와 가슴으로 나간다고 상상해보는 것도 좋습니다. 또는 하루 일과를 마치고 잠들기 전에 눈을 감고 한쪽 손을 가슴에 얹고 다른 쪽 손은 배에 얹어서 숨을 쉬어도 좋습니다. 한 숨 한 숨 따라가며 숨이 나를 따뜻하게 어루만지도록 해주세요.

숨은 감정과 자기탐구: 목소리 내기

《인어공주》는 왕자의 사랑을 얻기 위해 인어라는 정체성을 포기합니다. 바다마녀에게 목소리를 팔아 인간처럼 보이도록 두 다리를 얻죠. 하지만 외적 아름다움의 본질은 물거품일까요? 미의 여신 아프로디테가 물거품에서 탄생한 것처럼 인어공주도 끝내 물거품이 되어 사라지죠.

이런 동화 속 상징 이야기는 꽤 재미있습니다. 여성 캐릭터가 아니더라도 누구든 사회적 정체성을 얻는 과정에서 어느 정도 목소리를 잃게 마련입니다. 그래야 두 다리를 얻어 사회 속에서 남들처럼 걸을 수 있고 사회적 미美를 인정받습니다.

비슈다 차크라Vishudda Chakra는 목, 갑상선, 기도, 경추

등에 관여하며 흔히 목 차크라라고 부릅니다. 이 차크라가 균형을 잃으면 목과 관련된 후두 질환이나 갑상선 질환에 걸려요. 우리나라는 다른 나라에 비해 갑상선암 환자가 매우 많다는 통계가 있습니다. 혹시 이것이 사회화 과정에서 지나치게 거세된 목소리와 상관은 없을까요?

비슈다 차크라는 자신이 느끼는 것을 표현하는 능력과 관련 있습니다. 한마디로 목소리를 내고 사느냐, 낼 수 있느냐를 돌아보게 하는 영역이죠.

목소리가 왜 그렇게 작아요?

오래전에 발성 훈련을 받은 적이 있어요. 한 달 동안 집중 훈련을 받았는데, 그때 제 목소리에 대해 새로운 사실을 많이 알았어요. 우선은 제 본래의 음높이를 찾다가 제가 음감이 없다는 유감스러운 사실을 알았지요. 목소리에 관련되어 가장 기본적인 문제가 계속 발목을 잡았습니다.

"목소리가 왜 그렇게 작아요?"

발성과 발음 선생님이 바뀔 때마다 같은 말을 들었어요. 예전에 취미로 보컬 트레이닝을 받을 때도 비슷한 지적을 들었고, 꽤 오래전에 오라소마 컬러테라피를 받을 때에도 목 차크라 문제가 어김없이 나오더군요.

요즘은 수업을 많이 하지 않아 괜찮지만, 하루에 단체 수업을 세 시간씩 이어서 하면 마지막에는 꼭 목이 좋지 않았어요. 잘못된 발성 습관도 이유이겠지만, 감기가 꼭 목감기로 오는 데다 엄마가 갑상선암 환자인 걸 감안하면 저는 목 차크라의 에너지 흐름을 잘 체크하며 살아야 하는 체질인가 봅니다.

그러고 보니 목이 약하게 타고난 것은 어쩔 수 없다 치더라도 환경적으로도 내 목소리를 내거나 목소리를 단련할 계기가 없었다는 데 생각이 미칩니다.

저는 어릴 때부터 책상과 책상 사이에서, 자라서는 칸막이 안에서만 말해왔어요. 소리를 크게 지를 일이 없다 보니 내 소리의 크기나 퍼지는 범위를 자각할 기회도 없었습니다. 특별히 내 목소리를 내야겠다는 생각 없이, 아니 생각은 가득한데 사회생활을 하려니 목소리를 거의 죽여왔는지도 모르겠습니다.

아마도 평범하게 살아온 사람들이라면 저와 크게 다르지 않을 거예요. 우리는 인어공주처럼 인간사회로 걸어갈 다리를 얻기 위해서 목소리를 죽이는 대가를 치러왔는지도 모르겠습니다.

목은 호흡과 음식을 받아들이는 통로입니다. 동양의학에서 호흡은 하늘의 기운, 음식은 땅의 기운이라고 봅니다. 그러니까 목이 하늘과 땅의 기운을 모두 받는 길목이지요. 이 때문에 목을 양기가 모이는 곳이라고 간주했습니다.

《동의보감》에서는 양기를 어떻게 표현했을까요?

> "사람의 양기는 하늘의 햇빛과 같아서 사람이 양기를 잃으면 수명이 줄어든다. 이것은 마치 하늘의 햇빛을 잃으면 만물이 발생할 수 없는 것과 같다"라고 하였다. 《내경》

목 차크라의 에너지 흐름이 좋지 못하면 왠지 양기가 부족한 느낌이 들어요. 햇빛을 어느 정도 잃어버린 형국이죠. 그러면 사회적 소통에 크고 작은 어려움도 겪습니다. 실제로 부모님이 쇠약해지거나 잘나가던 주변 사람이 일이 잘 풀리지 않을 때를 보면 목소리가 낮아지고, 작아지고, 끝이 갈라지는 등 목소리에서 먼저 기운을 느낄 수 있습니다. 목 차크라는 '소통'을 관장해요. 이 차크라가 피를 통하게 하고, 숨을 통하게 하고, 뜻을 통하게 하고, 말을 통하게 하며, 마지막엔 마음을 통하게 하죠.

뭔가 통하지 않을 때 목은 갑갑함으로써 말해줍니다.

목에서 탁 걸려 있는 말은 무엇인지, 슬픔을 너무 참다가 목이 메이지 않았는지, 너무 좋아서 소리라도 지르고 싶은데 가만히 삼키기만 했는지 되돌아봅시다.

일상에서 내 목의 상태로 양기가 잘 보존되고 있는지 살필 수 있습니다. 미처 하지 못한 말이 떠오르나요? 비명을 지르고 싶은가요? 큰 소리로 웃고 싶은가요? 지금 내 마음과 소통하는 시간을 가져봅시다.

기억 속에 숨은 작은 목소리 찾아보기

제가 운전을 못해서 부모님과 여행을 하면 택시를 주로 이용하는데, 엄마와 단둘이 하루나 이틀 짧게 여행할 때는 버스도 곧잘 탑니다. 그런데 아무리 동선을 잘 짜도 낯선 곳에 가면 예기치 않은 일이 일어납니다.

워낙에 방향치라서 길을 잃고 헤맬 때가 있습니다. 게다가 엄마가 나이가 드시니 이런 일이 벌어지면 가시방석이 따로 없습니다. 엄마를 너무 많이 걷게 하는 게 아닌지 눈치를 살피게 되죠.

잘못 든 길은 사람이 많이 다니지 않다 보니 풀도 자라 있고 다른 사람도 없어서 불안합니다. 그런데 저는 스마트폰으로 위치를 확인하고 짜증스럽게 사방을 둘러보는데, 엄마는 길에서 돌멩이라든가 도심에는 드문 풀 따위를 발견하고 그 순간을 즐깁니다. 그러고는 이런 말을 자주 했어요.

"이렇게 나오니 좋네."

엄마의 이런 혼잣말은 멋진 곳에 도착해서 맛있는 음식을 먹으면서가 아니라 거의 언제나 예기치 않은 곳, 볼거리는커녕 빨리 벗어나야겠다는 생각만 가득한 낯선 곳에서 엉뚱하게 튀어나왔어요. 그런 길에서 한 번도 들어본 적 없는 어릴 적 기억을 문득 떠올리거나 학창 시절 음악 시간에 배운 노래가 갑자기 생각난다며 흥얼거리기도 합니다.

그러다가 이야기는 늘 외할아버지한테 섭섭했던 어린 시절 기억으로 마무리되죠. 제가 듣기에는 내용도 다 비슷해서 속으로는 이렇게 생각합니다.

'돌아가신 지가 언제인데 또 저런 이야기를 하네.'

엄마는 왜 늘 길 아닌 엉뚱한 곳에서 이런 데 나오니 좋다고 하고, 외할아버지한테 섭섭했던 어린 시절 기억을 떠올리는지 이해가 가지 않았습니다. 그렇다고 그 이유가 궁금하지도 않았어요. 그러다 얼마 전 명상을 하는 중에 그 이유를 갑자기 알았습니다.

엄마와 같은 전후세대는 형제자매가 평균 대여섯은 되는 집에서 자랐죠. 그 시대의 딸들은 사랑은커녕 설움을 많이 받았어요. 그러다 긴 세월이 흘러 할머니가 되어 자식들하고 나들이를 나오면 '이게 사랑받는 일이구나' 하고 느끼는 것 같습니다. 그때 문득 엄하기만 했던 당신의 아버지 기억이 떠오르는 것 같아요.

좋은 경치 보면서 맛있는 거 먹을 때는 이런 무의식이 건드려지긴 어렵잖아요. 꼭 애먼 상황, 예측에서 벗어난 길에서 사람은 내면에 있는 깊은 감정들을 만나곤 하죠. 좋고 멋지고 영감을 주는 곳에서가 아니라 예상하지 못한 순간에 기억 속에 박혀 있던 돌멩이 같은 것이 떠오르고 목이 잠기며 눈물이 고입니다.

돌이켜보면 저도 여행 가서 길을 잃을 때마다 갑자기 좋아한 줄도 몰랐던 노래 한 소절이 떠오르거나 잊고 살았던 어린 시절 기억이 떠오르곤 했습니다. 마치 낯선 길에서 어쩌다 눈에 들어오는 돌멩이를 줍듯이요. 그러다가는 지금 내가 여기 왜 와 있는지, 요즘 왜 이렇게 살고 있는지 문득 깨닫곤 합니다.

여행지에 제대로 도착했을 때는 사진 찍고, 풍경 감상하고, 식당 찾고, 카페 가고, 소품가게 가고, 어쩌면 SNS에 이미 다 소개되어 있는 코스를 경험하면 되는데, 볼 것

없는 엉뚱한 곳에서는 잃어버린 목소리를, 어쩐지 눈에 들어오는 돌멩이를 발견하게 됩니다. 그 돌멩이는 당장에 해석되지 않더라도 나를 이해하는 작은 퍼즐 조각이 되어 주죠.

그런 돌멩이들을 줍거든 고이 가져오시기를. 그 안에 있는 잃어버린 내 목소리를 탐구해보세요.

아프다고 인생이 끝장나지 않아요
: 몸과 마음의 통증 바라보기

영운 씨는 술과 담배는 하지만 등산을 좋아하는 건강체질입니다. 야근을 하거나 폭탄주를 마셔도 멀쩡해서 도리어 서운할 정도였죠. 그런데 지난해 건강검진에서 갑상선암 진단을 받았습니다. 서른다섯 살 미혼인데 '눈앞이 캄캄'했다고 합니다.

진단을 받고 처음에는 너무 화가 났다고 해요. 뒤늦게 이직한 회사에서 살아남으려고 일을 너무 많이 해서 병에 걸린 것 같아 억울해서 견딜 수 없었죠. 그래서 차라리 콱 죽어버려야지 생각하며 한 달은 말술을 마시고 줄담배를 피웠다고 합니다. 다행히 마음을 돌려서 수술을 잘 받아 회복했고, 지금은 건강하게 살고 있어요.

모든 일이 마음먹기에 달려 있다는 말, 맞습니다. 마음은 몸의 주인이죠. 그래서 몸을 핑계대면서 나약해질 때 마음이 강력하게 원하는 방향으로 몸을 끌고 갈 수 있습니다. 그러나 몸은 마음의 스승이라고 했습니다. 마음이 제대로 된 길로 가고 있는지는 몸이 정직하게 보여준다는 뜻이에요. 아무리 마음을 다잡아도 지금 내 몸의 조건이 좋지 않으면 탈이 납니다.

우리 몸은 타고난 신체적 조건, 현재의 환경, 생활습관, 마음 씀씀이 등이 어우러져 계속 변화합니다. 상태가 많이 나빠졌을 때 몸은 잘못된 길을 가고 있다고 병으로써 알려주죠.

마음이 아프지 않는 연습

생명에 큰 위협이 되기 전에 몸이 미리 경고장을 보내주니 얼마나 다행인가요. 정신이 건강하면 병이라는 경고장을 받고 고마운 마음이 우러나옵니다. '내 인생 어디로 가는지도 모르고 살았는데, 이제 정신 차리고 잘 살겠습니다' 하고 다짐할 거예요.

그런데 정신이 건강하지 않으면 '이런 불행한 일이 왜

하필 나에게 닥쳤어'라며 몹시 가라앉거나 '확 죽어버리자' 하고 그렇잖아도 열심히 사느라 힘들었던 자신에게 화풀이를 합니다. 이쯤 되면 몸 건강보다 오히려 마음 건강을 더 우려해야 할지 몰라요.

몸에 탈이 나지 않으면 우린 대개 일상적인 고민에 둘러싸여 삽니다. 내일 뭐 할지 생각하고, 아까 왜 그 말을 했는지 후회하고, 가족한테 짜증내고, 친구한테 섭섭해하면서 말이지요. 그러다 병이 있다는 진단을 받으면 갑자기 일상이 날아가버리고, 마음은 병에만 사로잡혀 힘들어해요. 진단을 받기 전에도 그 병은 몸속에 있었지만 잘 지냈는데, 이제는 병이 있다고 생각하기 때문에 마음이 힘듭니다.

그렇다면 실제 병 자체가 아니라 병에 대한 걱정과 두려움 때문에 힘든 건 아닐까요. 지금 내 몸에 어떤 병이 있는지 아시나요? 몇 가지 검사 결과가 괜찮으면 병이 없는 걸까요?

몸 관리를 아무리 잘하더라도 오랜 습관, 마음 씀씀이, 유전적 요인, 환경 변화, 노화 등으로 병은 찾아옵니다. 우리는 다 병에 걸립니다. 그게 언제일지, 몇 번일지, 어떤 병일지 모를 뿐이죠.

몸에 어떤 일이 일어나는 데에는 다 원인이 있습니다.

그 원인이 이해되지 않을 때도 있어요. 의사 선생님의 말이 막연하게 느껴지고, 교통사고를 당한 것처럼 억울할 수 있죠.

그러나 죽지 말라고 병이 미리 발견된 것부터가 천만다행이고, 치료할 수 있는 병이라면 고마운 마음으로 치료를 받으면 될 일입니다. 그런데 고칠 수 없거나 힘든 병이라면 어떨까요? 병을 안고도 잘 지낼 방법이 있을까요?

우리에게는 몸은 아파도 마음이 아프지 않는 연습이 필요해요. 이 연습에 너무 이른 시기란 없습니다. 몸과 마음은 하나가 아니고, 속성도 다르기 때문에 몸이 아파도 마음은 다치지 않도록 보호할 수 있습니다. 물론 통증은 느낄 수밖에 없어요. 치료받느라 힘들 수도 있고 무엇보다 사회적으로 고립되어 외로울 수도 있죠.

그러나 '나에게 왜 이런 일이!' '죽으면 어떻게 하지?' '이제 나는 어떻게 되지?' 하면서 괴로운 생각을 끄집어내어 더 커다란 고통에 빠지지는 말기를 바랍니다. 실제로 심적 고통이 신체적 고통보다 더 크게 마련입니다. 치료와 통증만으로도 힘든데, 내가 만든 심적 통증까지 더한다면 얼마나 더 힘들까요.

그래서 병을 대하는 마음 연습이 중요합니다. '몸을 잘 관리하고 살겠지만 올 병은 온다' '이미 왔다면 치료해가며 살자' '병이 있건 없건 잘 지낼 수 있다' 하고 계속 암시를 주어야 해요. '제발 아프지 않게 해주세요' '저는 나아야만 해요. 낫게 해주세요'라는 기도는 불완전합니다. 현재로서는 병에 걸리거나 병을 안고 살 몸의 조건일 수도 있기 때문이에요.

그렇다면 완전한 기도는 무엇일까요? '설사 몸이 아프더라도 마음은 아프지 않게 지혜를 주세요'입니다.

지금 병이 있더라도 이렇게 마음을 담담하게 가지려 노력하면 집착에서 조금씩 벗어나기 때문에 오히려 건강해질 확률이 높아집니다. 몸은 아파도 마음은 편하게 살아갈 수 있습니다.

내 감정에 공감하는 연습

서울로 유학 보낸 아들이 어쩌면 나한테 이렇게 무심할 수가 있나, 연락조차 잘 안 된다며 섭섭하다 못해 화가 난 어머니를 명상 시간에 만났습니다. 아들이 너무하다는 것을 보여줄 온갖 에피소드를 이야기하며 힘들어하더군요.

"서운하시군요."

제가 이렇게 이야기했더니 "아니 서운하기보다는 걔가 지난번에는……" 하고 또 다른 섭섭한 에피소드를 꺼냅니다. 저는 서운함을 알아보라고 다시 권했어요. 아들이 너무했다는 사실이 아니라 지금 진짜 서운해하고 있는 자신의 마음을 먼저 읽어보라고 말이죠.

자기감정을 알아봐주지 않으니 어머니의 머릿속은 '배은망덕한 아들'이라는 다큐멘터리를 만드느라 여념이 없었습니다. 10년 전 일까지 캐내서 편집 중입니다. 그런 시나리오는 자신에게도 아들에게도 해로울 뿐이지요.

'아, 내가 서운해하는구나. 저번에도 그랬고 정말 서운해. 너무 서운하고 속상해. 이런 기분이 너무 싫어, 힘들어.'

이렇게 자기감정을 분명히 알아보고 공감해주어야 다큐멘터리 제작을 멈출 수 있을 거예요. 자신이 잘한다거나 잘못한다거나 아들이 잘했다거나 못했다거나 하는 판단은 우선은 내버려둡시다. 서운하고 서러운 감정에 어쩔 줄 몰라 하는 자신을 안쓰럽게 알아봐주는 것으로 시작합니다.

우리 대부분은 자기감정을 알아봐주는 일에 서툽니다. 속상한 감정을 느끼지만 한발 물러서서 '내가 지금 속상해하는구나' 하고 알아차리지 못하고 자기감정에 풍덩 빠져버리고 말아요. 그러고는 과거의 일까지 꺼내서 또다시 괴로움을 곱씹습니다. 역설적이게도 자기감정을 알아보고 공감해주어야 감정에 조금은 초연해질 수 있습니다.

그런데 몸에 어떤 증상이 일어나면 어떻게 반응하나요? '왜 여기가 아픈 거야? 이유가 뭐야? 너무너무 싫어!'라는 생각에 빠지기보다는 '아, 열이 나는구나' 하면서 증상이 누그러질 때까지 얼음찜질을 하고, 바람을 쏘이고, 물을 한잔 마셔보지 않나요? 자기감정에 대한 인지와 반응도 이렇게 몸이 아플 때처럼 해주면 어떨까요?

'말 한마디에 나도 모르게 기분이 나빠지는 알레르기 반응이 나타났구나, 놀랐구나, 괜찮아' 하고 몇 초쯤 토닥토닥해줍니다. '내 감정 알아봐주기' '알레르기 반응이 나타난 나를 토닥여주기'를 반복할수록 마음이 조금씩 단단해집니다.

물론 나중에는 말 한마디에 마음이 토라지는 원인을 분석하는 단계로 넘어가야 해요. 그것은 마음의 원리를 알아야 하는 인지적인 작업입니다. 하지만 우선은 '내 감정 알아봐주기'에 충분히 익숙해져야 다음 단계로 넘어갈 수 있답니다.

자기감정을 그때그때 알아봐주고, 토닥여주는 일은 디

스크 환자가 어떻게 일어나야 아프지 않은지를 익히는 과정과 비슷합니다. 수십 번이나 '아야!' 하고 깜짝 놀랄 정도로 통증을 느끼고 나서야 평소의 습관과는 다른 자세로, 허리에 무리가 가지 않는 자세로 일어나는 데 익숙해지지요. 급하게 일어날 때조차 몸이 기억하고 바로 반응하려면 수백 번의 익힘 과정이 필요할 수도 있습니다.

감정도 마찬가지입니다. 마음이 상해서 '아야!' 하는데 늘 쓰던 대로 마음을 쓰면 자꾸 다치기만 합니다. 안 아프도록 마음을 기울이고, 감정이 손상되지 않도록 마음을 다루려면 우선은 '아프구나, 놀랐겠다' 하고 아이처럼 어르고 달래줍니다. 이때 눈을 감고 손을 가슴에 포개 얹어 셀프 허그를 하면 더 좋아요(뇌는 타인의 손길과 자신의 손길을 구분하지 못한다고 하죠).

자신에게조차 이해받지 못한 감정이 반복되면 자기 몸을 조금씩 공격하기 마련이에요. 신경성, 스트레스성이라는 이름이 붙은 모호한 병들은 거의 이런 과정을 거칩니다. 요즘 나의 어떤 감정이 내 공감을 간절히 기다리고 있을까요?

만성통증이 보내는 신호 알아차리기

"식구들 생각이 자꾸 떠올라서 도저히 호흡에 집중하기 어려워요."

한번은 명상하러 온 중년 여성이 이렇게 토로했습니다. 아이랑 떨어져 지내니까 신경 써줘야 하고, 작년에 쓰러지신 아버지를 어떻게 돌봐야 하나 고민이고, 최근에는 오빠 사업도 걱정된다는 등 온갖 사연을 이야기했습니다.

"혹시 어린 시절에 부모의 손길을 많이 못 받고 자랐나요?"

제 질문에 그분은 깜짝 놀라면서 그렇다고 답했습니다. 그러고는 자신이 어릴 때 받지 못한 보살핌을 식구들에게 주느라 평생 마음이 바쁜 자신의 오랜 마음 습관을 알아차렸습니다. 그러자 평소에 달고 다니던 두통의 원인도 알 수 있었습니다. 걱정으로 온 에너지가 머리로 몰려 있음을 몸이 머리의 통증으로 알려주고 있었던 거예요.

만성통증에는 자신만의 사연이 숨어 있습니다. 혹시 자주 겪는 통증이 있으세요? 스트레스가 심할 때마다 반복되고 증폭되는 통증 말입니다. 이런저런 검사를 해봐도 순환이 좋지 않다, 스트레스성이다 같은 얘기를 들을 뿐

뚜렷한 원인도 모른 채 반복되는 통증이 있어요.

왜 하필 이런 통증이 나타나는지 생각해보셨나요? 어떤 병에 걸린 게 아닐까 하고 공포심에 사로잡혀 있다면, 내 내면의 의사에게 한번 물어봅시다.

통증은 나를 보호하기 위해서 일어납니다. '이쪽에 무슨 문제가 있어'라는 신호죠. 이때 '통증이 나에게 무엇을 알리려는 걸까?' 하고 열린 마음으로 바라보면 어떨까요?

트라우마조차 생존과 적응을 위한 신경계 반응입니다. 다시 말해 더 큰 문제를 일으키는 것, 생명에 위협이 되는 것으로부터 스스로를 방어하기 위한 반응이에요. 약간 옆길로 새는 이야기일 수도 있는데, 알코올의존자는 미치지 않으려고 술을 마실 수 있어요. 죽지 않으려고 게임에 매달리기도 합니다. 더 큰 위협을 막기 위해 몸은 뭔가를 합니다. (부디 앞뒤 자르고 이 이야기만 떼어다가 술 마시고 게임에 빠져 있는 자신을 합리화하지 마시길!)

만성통증 역시 그러합니다. '이 기분 나쁜 녀석이 왜 자꾸 생기지?'가 아니라 '아, 나를 살리려고 이 통증이 만들어졌구나' 하고 바라보면 좋습니다.

만성통증 자가 치유해보기

심리학자 아널드 민델Arnold Mindell은 사람들이 통증이 생겼을 때 그것이 가라앉기를 바라면서도 한편으로는 더 강한 통증을 느끼려 한다는 사실을 관찰했어요. 한마디로 자기 증상을 더 잘 느끼려고 스스로 통증을 증폭시킨다는 이야기입니다.

그의 관찰에 따르면 증폭된 통증은 몸이 나에게 보내는 메시지를 알아차리는 데 결정적인 도움을 줍니다. 민델의 이론은 자기 고통을 해결할 단서를 찾는 흥미로운 방법이라는 생각이 들었습니다. 이유를 알 수 없는 만성통증이 있다면 통증이 일어날 때 가만히 집중합니다. 다만 통증이 일어날 때 해야지 없는 통증을 상상해서 하지 않습니다. 통증이 시작되면 자극이 적은 편안한 곳에서 몇 번 심호흡을 하고 마음을 가라앉힙니다. 그런 다음 눈을 감고 지금 일어나는 통증에 마음을 모읍니다.

처음에는 통증을 가만히 느껴봅니다. 그 통증이 싫고 무서운 감정이 일어나면 알아차리고 내려놓습니다. 통증을 그 자체로 느끼면서 이제 통증과 인사합니다. 통증에게 말을 걸어줘서 고맙다는 마음을 전합니다.

통증마다 느낌이 다 다르죠. 콕콕 쑤시는 느낌, 뭉근히 누르는 느낌, 도려내는 느낌 등 자신이 느끼는 통증이 어떠한 양상인지, 그 통증을 만들어내려면 어떤 도구가 필요한지, 그 통증은 어떤 행위와 비슷한지를 구체적으로 상상해봅니다.

저는 왼쪽 가슴을 쿡쿡 찌르는 기분 나쁜 통증이 계속될 때 이 명상을 해보았어요. 통증에 주의를 기울여서 무엇이 이 통증을 만들어내는지 한번 상상해보았습니다. 제 통증은 마치 문을 뒤에서 쾅쾅 치는 느낌이었어요. 그래서 내 왼쪽 가슴이라는 문을 뒤에서 두드리는 장면이 떠올랐어요.

자신의 통증이 어떤 행위와 닮았는지, 이 통증이 어떤 방식으로 생겨나는 것 같은지가 구체적으로 떠올랐다면, 이제 통증을 만들어내는 존재가 되어 상상해봅니다. 그 존재는 이 통증을 만들어냄으로써 나에게 무엇을 이야기하고 싶을까요?

왼쪽 가슴의 통증을 상상해보니, 통증을 만들어내는 존재가 문 좀 열어보라고 거세게 두드리는 것 같았어요. 그 존재가 되었다고 상상해보니 이런 소리가 들렸습니다.

"문 좀 열어. 나갈 수가 없잖아."

민델에 따르면 메시지를 받는 방식은 시각이 발달한 사람, 청각이 발달한 사람, 신체 내부 감각이 발달한 사람, 외향적인 사람 등 사람에 따라 다르다고 합니다. 저는 아무래도 시각적 언어와 친하다 보니 이미지와 말소리로 그 메시지가 연상되는 것 같았어요. 그래서 통증이 보내는 메시지를 이렇게 해석했습니다.

'내가 가슴을 많이 닫고 살고 있었네. 뭔가 맺힌 걸 흘려보내지 못하는구나.'

이 연습은 통증에게 고마운 마음을 보내고, 통증이 보내는 메시지에 귀 기울이며 살겠다는 약속으로 마무리합니다.

'이렇게 알려줘서 고마워. 이제는 가슴의 문을 여는 연습을 조금씩 해볼게. 혹시 잊어버리면 다시 이야기해줄래?'

그러고는 통증이 시작되면 통증을 두려워하지 않고 머물면서 그 메시지를 떠올리려고 노력합니다. 병원에서조차 원인을 알 수 없는, 그러나 생명에 지장은 없는 만성통증이 있다면 '바로 없애버리겠어' '또 나타났네. 너무 싫다' 하고 밀어내는 대신에 여유를 갖고 이 방법을 써보면 좋을 거예요. [이에 관해 더 자세히 알고 싶다면《명상과 심리치료의 만남》(아놀드 민델)을 읽으셔도 좋습니다.]

우리가 제어할 수 있는 것은 고통 자체가 아니라 고통에 대한 대응 방식입니다.

류머티즘을 40년간 앓고 있는 오창희 작가님이 너무나 아픈데 아프지 않은 순간이 있었다고 이야기하신 적이 있습니다. 그런 아픔을 겪어보지는 않았지만 무엇을 말하는지 바로 이해할 수 있었습니다.

명상을 하다 보면 자연스럽게 발견하게 되는데, 보통은 고통이 또 오기 시작하면 두렵고 싫은 감정이 요동쳐서 신체적인 고통을 더욱 크게 만들기 마련입니다. 작가님이 경험했다는 그 순간은 제게 '고통이 왔지만 신체적 고통만 떨어뜨려 바라보아서 심적 동요로 겪는 마음의 고통이 없었다'는 이야기로 들렸습니다. 그러니까 고통을 거부하지 않고 받아들이면서 마음의 고통이 순간이나마 사라졌다는 겁니다. 의료사회학자 아서 프랭크Arthur Frank가 "힘든 순간에 필요한 것은 부정이 아니라 인정이다. 아픈 사람의 고통은 치료될 수 있든 없든 인정되어야 한다"[10]라고 했듯이 말이죠.

신체적 고통을 인정함으로써 심적 고통을 더하지 않을 수만 있어도 우리의 몸과 내면은 조금 더 단단하고 평온해지지 않을까요?

3장

몸을 써요

바른 자세는 바른 마음 상태를 얻기 위한 도구가 아니다.

바른 자세를 취하는 것 자체가

올바른 마음 상태를 갖는 것이다.

— 캐럴라인 윌리엄스

몸 좀 써봐요

'맨-'은 '다른 것이 없는'을 뜻하는 접두사입니다. 그런데 맨땅에 헤딩, 맨발의 청춘이라는 말처럼 '맨-'이라는 말에는 어딘가 약간 낮춰 보는 느낌이 있습니다. 얼마나 가진 게 없으면 맨몸으로 사느냐, 시대가 어느 때인데 맨손으로 하느냐 하는 안타까움과 시대에 뒤처짐, 미완성, 짠함 등의 정서가 깔려 있어요.

저는 계절에 상관없이 맨발로 수련하고 수업할 때가 많습니다. 맨몸, 맨발, 맨손으로 몸을 늘리고 숨을 쉽니다. 평소에 화장하지 않고 맨얼굴로 산 지도 10년 가까이 되었습니다. 심지어 요가인들이 정화의 활동으로 하는 네티(위장 정화)나 단식도 기계 없이, 오직 맨몸으로 하는 것이에요.

요가인들은 '맨-'을 지향하는 것처럼 보입니다. 이런 태도는 첨단의학계의 흐름과 완전히 반대예요.

맨몸 예찬

알파고를 만든 데미스 하사비스Demis Hassabis가 내놓은 차세대 인공지능이 '딥마인드 헬스'죠. 딥마인드 헬스는 기계가 수집한 의료 데이터로 의사 대신 몸속의 병을 찾아줍니다. 앱으로 개인의 데이터를 제공받고, 이를 분석해서 건강 상태를 예측해주는 서비스까지 합니다.

요즘에는 대변의 성분을 분석해서 몸의 건강 상태를 브리핑해주는 변기도 있다고 합니다. 혈관을 돌아다니며 뇌졸중 위험도를 알려주는 칩 시술은 물론이고, 몸에 붙인 패치를 통해 장기들의 위험한 움직임을 감지해서 데이터로 관리해주는 서비스도 있어요.

그러니까 내 몸에 주의를 기울이지 않아도 이제는 눈 밝은 기계와 오차 적은 데이터의 힘을 얼마든지 빌릴 수 있습니다. 서비스에 지불할 돈만 있다면 앞으로 아주 작은 병도 인공지능이 미리 다 찾아줄 거예요.

이런 생각의 뿌리에는 트랜스휴머니즘 사상이 깔려 있습니다. 트랜스휴머니즘은 미래 과학이 인간의 생로병사를 모두 해결해줄 거라는 강력한 믿음에서 출발한 다분히 미국적인 사상입니다. 보통 우리도 미래 의학과 과학에 그런 기대를 걸고 있지만 이 사상은 우리의 상상을 뛰어넘습니다. 믿음의 강도가 종교적인 수준입니다. 실제로 관련 종교가 있을 정도죠.

이 사상의 신봉자들은 기본적으로 인간을 기계로 극복되어야 하는 존재로 봅니다. 늙고 약해지는 것, 심지어 죽음까지 하나의 질병으로 삼아 물리쳐야 한다고 생각해요. 이런 생각이 현실화되려면 연구 개발에 매우 큰 자본이 들어가겠죠?

이 흐름은 미국의 백만장자들을 중심으로 일어났어요. 지금은 이미 전 세계 부자들 중 상당수가 공유하는 세계관이기도 합니다. 이들이야말로 21세기형 진시황입니다. 노화와 죽음을 막기 위한 기계와 물질을 개발하는 과학을 신봉하죠. [이에 관한 입이 떡 벌어질 만한 실험들은 《트랜스휴머니즘》(마크 오코널)을 참고하세요.]

뇌과학자 이케가야 유지池谷裕二 박사는 뇌과학의 입장에서 인간의 몸에 대해 이렇게 이야기했습니다.

> 인류는 이제 자기 몸이 아니라 '환경'을 진화시키고 있다. 예전에는 환경이 변화하면 그에 맞추어 동물 스스로 변해왔다. 하지만 현대 인간은 유전자적인 진화를 멈추고, 역으로 환경을 지배하고, 그것을 자신에게 맞도록 바꾸고 있다.[11]

기억력을 높이기보다 데이터를 보관하는 기계를 발명하는 것과 마찬가지로, 인간은 자기 몸을 감지하는 기능을 대신해줄 조사하고 분석하는 기계를 개발하고 있습니다.

매우 든든한 일이라는 데에는 누구도 이견이 없을 거예요. 다만 의문은 듭니다. '이제 내가 인지하지 않아도 된다고?' 이는 우리에게 해방일까요, 경고일까요?

유지 박사의 말을 다시 해석하면 기계를 벗고 그 환경에 접속하지 못하는 몸은 원시적인 몸일 뿐이라는 뜻 아닌가요? 인공지능·인터넷·의료기술·돈·보험 등 우리를 지켜줄 장치들이 가득하지만, 정작 나를 지켜주는 것은 무엇일까요?

요가는 스스로 깨어서 내 몸을 돌보고 살자고, 감지력을 높이자고 이야기합니다. 너무 원시적인가요? 하지만 바이러스 하나에도 지구촌 모든 사람의 일상이 뒤흔들렸다는 사실, 가족 중 한 명 이상이 암 진단을 받는 현실을 보면 이런 생각이 듭니다.

'실은 모두 그저 맨몸으로 살아가고 있는데…….'

트랜스휴머니즘과 정반대의 세계에서 요가 매트에 앉아 맨몸을 비틀면서 질문해봅니다. 과연 나 자신을 위한 과학은 어느 쪽일까?

몸은 바쁘게, 마음은 한가하게

요가를 처음 시작할 때 요가 선생님이 요가의 맛을 본 사람은 힘들 때 맥주캔을 따기보다 매트를 편다고 하셨어요. 그때는 저도 맥주캔을 따던 시절이어서 "그래요? 에이!" 하고 농담으로 받아들였는데 저도 술을 안 마신 지 9년이나 된 걸 보면 맞는 말 같습니다. 몸을 쓰지 않는 삶에서 몸 쓰는 삶으로의 전환은 생활방식에서 크고 작은 변화를 만들었습니다. 몸은 자연에 속하기 때문에 몸과 친해질수록 자연과 더 가깝게, 자연스럽게 살게 된 것 같아요. 그런데 자연스럽게 사는 삶이란 알고 보니 몸을 더 쓰는 삶이었답니다!

우리는 몸을 거의 쓰지 않아도 살 수 있도록 과도하게 배려된 환경 속에서 살고 있습니다.

"제가 피로를 잘 느껴요. 요새 화도 자주 나고, 순환이 잘 안 돼요."

이런 이야기를 많이 듣습니다. 혹시 여러분도 비슷한가요? 이는 전형적으로 몸을 쓰지 않아서 일어나는 현상입니다.

《동의보감》에 따르면 쉽게 노곤해지고 순환이 잘 안 된다고 느끼는 것은 몸이 한가하고 게으르기 때문입니다. '기는 가만히 있으면 막힌다氣逸卽滯'고 하네요.

> 구선이 말하기를, "사람이 노곤해지는 증상이 까닭 없이 발생하는 수가 있으니, 반드시 무거운 것을 들거나 가벼운 일을 붙들고 종일토록 힘써 움직이는 데서 오는 것은 아니다. 도리어 한가한 사람에게 이 병이 많이 생긴다. 대개 한가하고 편안한 사람은 흔히 운동을 하지 않고, 배불리 먹고 앉아 있거나 잠이나 자기 때문에 경락이 잘 통하지 않고 혈맥이 응체되어 노곤해지는 것이다.《입문》

"운동하지 않고 배불리 먹고 잠이나 자면 까닭 없이 노곤해진다."《동의보감》이 저술된 16세기 사람의 기준으로 보면 현대인의 대부분은 그런 삶을 살고 있습니다. 고개를 넘어 장터에 가기를 하나, 신발 하나 장만하려고 논에 나가 짚단을 가져다가 꼬아서 만들 일이 있나. 게다가 클릭 한 번으로 먹고 입는 일을 해결할 수 있으니 말이죠. 또 출퇴근길 도로나 차 안이 복잡해도 그 안에서 몸은 대개 가만히 있을 뿐입니다. 그러니 몸은 편안한데 우린 쉬이 피로하고 순환이 잘 안 되는 느낌에 사로잡힙니다.

저는 한창 요가 수업을 많이 하던 시기 집으로 돌아가는 길에 어릴 적 운동회 끝나고 돌아갈 때 느꼈던 기분이 자주 떠올랐습니다. 몸은 고단하고 머리는 몽롱하고 배는 고프고, 그 텅 빈 나른한 기분이 갑자기 소환되어서 신기했죠. 미약한 몸살기를 느끼며 쓰러지듯 잠에 빠져들면서 '몸을 가지고 먹고사는 감각이 이것이구나' 생각하곤 했답니다. 그런 생활을 하기 전에도 녹초가 된 느낌을 자주 느꼈지만, 이유는 전혀 달랐어요.

오래 앉아 있다 보니 허리가 아파서, 눈이 피로해서, 잔신경을 많이 써서, 기가 빠져서, 걱정에 발을 동동 굴러서, 열이 받아서 에너지가 하나도 남지 않은 기분이 들었지 몸을 많이 움직여서 녹초가 된 적은 별로 없었습니다.

정신적 피로는 없는데 단지 몸을 많이 써서 고단해진 느낌은 선물이더군요. 저절로 '오늘은 이만하면 충분했어, 잘했어' 하는 만족감이 우러나왔습니다. 신경을 바짝 써서 기가 빠지는 기분으로 마감을 하고서도 자기 전에 온갖 걱정을 하는 것과 정반대였답니다.

'별일 없겠지? 괜찮겠지? 한 번 더 봤어야 했나?'

그땐 완벽하지 못할까 봐 조마조마하게 평가를 기다리는 마음과 더 할 수 있었는데 덜한 게 아닐까 하며 스스로를 탓하는 마음이 오락가락할 뿐 '이만하면 충분해'라고 스스로 다독이지 못했어요. 하지만 몸을 많이 써서 고단할 때는 나를 칭찬하게 되더군요. 이것이야말로 우리가 잊고 사는 중요한 가치가 아닐까 싶습니다.

사람은 땀이 나는 순간에 '열심히 살고 있다' '잘하고 있다' 하고 자신을 칭찬해주고 싶은 마음이 생깁니다. 동물적 본능이죠. 마치 넘어져서 피가 나면 자동으로 아픈 느낌이 진해지는 것과 같아요. 세상에서 가장 칭찬하기 어려운 대상이 누구일까요? 바로 자기 자신이에요. 자신마저 선뜻 칭찬해줄 정도면 타인이나 세상에 대해서는 얼마나 너그러워지겠습니까?

우리는 몸을 너무 움직이지 않아서, 땀을 덜 흘려서 속이 더 좁아졌는지도 모르겠어요. 넓은 마음을 일어나게 한다는 점에서, 몸을 너무 움직이지 않는다는 점에서 현대인에게 당장 필요한 명상은 요가라고 생각해요. 요즘에 제 공부와 수련은 명상에 더 초점이 맞춰져 있지만, 이런 이유로 요가 수업과 수련을 계속하고 있습니다.

결론을 말하자면 몸은 한가하고 머릿속이 종일 바빴다면, 몸이 고단한 게 아닙니다. 이때 몸을 쉬게 하면 순환이 안 되는 느낌에 더 시달릴 수 있어요. 의식적으로 몸을 많이 움직여야 몸도 좋아지고 정신도 맑아집니다. 몸은 바쁘게, 마음은 한가하게!

몸 쓰는 재능을 찾아요

저는 직업이니까 요가 수련을 계속하며 삽니다. 순전히 직업적인 환경 탓이거나 직업인으로서 양심 때문이지 저는 본래 잠깐 즐기는 운동이면 모를까 꾸준한 수련과는 잘 맞지 않는 것 같습니다.

저 역시 이런 환경에 속해 있지 않았다면 운동을 해야겠다는 생각에 수영이나 헬스 회원권을 끊어놓고는 가다 말다 했을 겁니다. 그러다가 '대신 출퇴근길에 좀 걸어볼까, 자전거로 출퇴근을 해볼까' 하며 몇 번 하다가 춥고, 비 오고, 덥고, 약속 있고 등 온갖 핑계를 대며 그만두었을 겁니다.

시간을 정해놓고 운동을 하지 않으면 에너지가 남습니

다. 그 사실을 저는 요가 수련과 수업으로 에너지가 소진되는 시절을 보내고야 알았습니다. 숱하게 품었던 '난 일하느라 너무 힘들어서 에너지가 하나도 없는데?'라는 생각이 허구였다는 사실 말입니다.

정말 에너지가 소진되면 술자리에 갈 수 없어요. 약속을 미룹니다. 친구 만나서 떠들 힘이 없어요. 넷플릭스 못 봅니다. 유튜브 계속 볼 기운이 없어요. 게임 못 합니다. 식구들에게 화낼 에너지도 없습니다. 성질이 죽어서가 아니라 힘이 없어 화내는 게 귀찮아지거든요. 에너지가 진짜 없으면 고요하게 홀로 그저 있게 됩니다. 딱히 할 수 있는 것이 없으니 도나 닦아야 하는 나름의 선순환이 일어난다고 할까요.

의지력에 의지하지 말아요

정신이 피로하다는 이유로 움직여야 할 몸을 쉬면, 남아 있는 에너지를 꼭 애먼 일에 쓰게 됩니다. 저도 남는 에너지를 인생에 별 도움이 안 되는 데 써왔다는 걸 알았습니다. 술자리, 약속, OTT, 유튜브, 감정싸움 같은 인생에 도움이 되지 않는 것들은 대개 몸에도 도움이 안 되기 마련이죠. 그런 시간이 쌓이다 보면 어느 날 비장한 결심을 합니다.

'이제부터 다이어트야!'

뭐가 그리 급하다고 당일배송으로 레몬이나 닭가슴살을 잔뜩 사서는 먹다 맙니다. 건강을 챙겨야 한다며 홍삼이나 무슨 즙을 연례행사처럼 주문하죠. 늘 찌뿌둥하고 순환이 안 되는 느낌을 끌어안고 살면서 고질병이 도지면 병원에 가서 치료받고, 나으면 다시 잊어버리고……. 건강검진에서 큰 이상이 없다는 결과라도 나오면 기분이 좋아서 뭐 맛있는 거 없나 찾으면서 말입니다.

우리는 조금만 에너지가 남으면 헛짓에 쓰고, 그 대가로 몸이 안 좋아지고, 몸을 건강하게 하는 방법 중에 제일 간편한 것을 골라서는 결국에는 지속하지 못해요. 많은 사람이 그러하니 자기 의지력을 탓하지 마세요. 운동을 꾸준히 하는 사람이라고 해서 의지력이 대단한 게 아니에요. 그들은 자기 의지력은 믿을 바가 못 된다는 사실을 잘 알고 있을 뿐입니다. 대부분의 사람들은 자기 의지력을 믿으려 해서 간단한 방법(걷기나 건강식품)을 찾지요.

하지만 의지력은 전혀 의지할 만하지 않아요. 그러니 어떤 순간에도 할 수밖에 없는 환경을 만들어야 합니다.

다들 학교 다닐 때 방학만 되면 얼마나 게을렀는지 기억 나실 겁니다. 우리의 타고난 의지력은 그때 입증된 셈이에요. 그랬던 우리가 지금은 다들 멀쩡하게 밥벌이하면서 삽니다. 직장에 다니면 어쩔 수 없이 아침에 눈을 뜹니다. 돈이 필요하니까 일합니다. 또 가족이 생겼으니까 보살핍니다. 내가 부지런하거나 의지력이 뛰어나서가 아니라 하지 않을 수 없는 환경에 던져지니까 다 하게 되었습니다.

몸 챙김도 마찬가지입니다. 환경을 만들어 거기에 던져 놓으면 의지력이 없어도 꾸역꾸역 하게 되어 있어요. 자기 의지력을 믿느니 차라리 운동하는 데 돈을 걸어두세요. 그러려면 나한테 귀중한 것 한둘은 반드시 포기해야 하죠. 운동 다닐 돈과 시간을 다른 것보다 우선으로 확보해야 합니다. 만약 그것이 주저된다면 운동하며 사는 삶보다 더 원하는 삶이 있다는 뜻이겠지요. 그 돈과 시간이라면 차라리 옷 하나 사고, 친구 만나고, 여행하고, 휴대폰 바꾸는 게 낫다고 느낄 수도 있습니다. 우리의 가치 기준은 저마다 다르니까요.

열심히 일하면서 할 거 다 하고 잘 놀고 인간관계도 많은데 운동도 열심히 하는 사람은 (아직 사회적 의무가 많지 않은 청춘이라면 모를까) 어른 중에서 찾아보기 어렵습니다. 다시 말해 어른은 운동'마저도' 열심히 하려 하기보다는 다른 걸 포기하고 운동'을' 열심히 하려 해야 꾸준히 운동하는 사람이 됩니다.

몸 관리 못 하는 게 문제는 아니에요 다만

지금 300만 원을 운동하는 데 투자하면 나중에 들어갈 병원비와 일상 단절 기회비용 3,000만 원을 절약할 수 있다고 저로서는 운동을 시작하게 하는 아주 좋은 논리라고 생각하며 후배에게 이야기했습니다. 그런데 돌아온 대답은 뜻밖이었습니다.

"글쎄요? 실비보험을 들어서 그 정도가 들지는 않을 것 같은데요?"

저는 이 말을 듣고 말문이 막혔습니다. 어떻게 의료진에게 맡기고 최소한의 비용만 해결하면 괜찮다고 낙관할 수 있지? 자기 몸인데? 저는 관점이 정말 다르구나 싶어서 좀 놀랐습니다만 이내 이해했습니다.

몸 관리를 잘하지 않아도 잘 살 수는 있으니까요.

저는 누구나 반드시 운동을 해야 한다고 생각하지는 않아요. 지나치게 강도 높은 운동이 노화를 촉진한다는 설도 있고, 평생 운동다운 운동을 하지 않고도 건강하게 잘 사는 사람이 꽤 있으니까요. 그런데 혹시 운동도 별로 하지 않는데 건강하게 오래오래 사는 분들의 삶을 유심히 관찰해보신 적 있나요? 그런 분들에겐 공통점이 있습니다. 하나같이 부지런하고, 성격은 낙천적이고 평온하며, 욕심 부리지 않고 소박하게 삽니다.

만약 이런 요건을 모두 갖추었다면 시간을 따로 내서 운동할 필요 없이 그저 일이 운동이려니 하면서 생활전선에서 열심히 사는 것으로 충분합니다. 그런데 이 요건이 모두 충족되지 않았다면 장담하지는 마시길.

"운동이 너무너무 싫어"라고 외치는 사람이 많습니다. 저도 어릴 때 수학을 아주 싫어했던 적이 있기 때문에 무언가를 싫어하는 그 마음, 나 좀 내버려두면 좋겠다는 그 마음을 너무 잘 압니다. 커서는 회사에 계속 다니면 좋다고들(안 다니면 큰일 난다고들) 하는데도 싫어하는 마음을 다스리지 못했습니다. 그러나 지금 이렇게 멀쩡히 살고 있어요. 그러니 운동이 너무너무 싫은 사람도 결국에는 자기대로 잘 살 겁니다. 걱정 말아요.

저도 몸 관리 아닌 다른 것들은 몸 관리만큼 안 되는 게 많아요. 영어를 잘하면 좋겠고, 사교적이면 좋겠고, 돈을 잘 벌면 좋겠고 등 욕망이 끝없지만 노력을 시작했다가도 금세 포기하게 되더군요. 그래서 다른 것들은 몸 관리만큼 잘 못합니다. 아니 형편없죠.

제가 아직 편집자 일을 병행하고 있기 때문에 작가들을 만날 일이 가끔 있습니다. 작가이자 전문가인 그들을 만나면 저도 다양한 다짐을 하게 됩니다. 가령 영어로 인생이 바뀌었다는 작가를 만나면 자극을 받아서 '나도 이번엔!'이라고 마음먹습니다. 그러나 저자의 경험을 듣다 보면 내가 저렇게까지 할 수 있을까? 진짜로 다른 곳에 들어갈 시간과 노력을 영어를 공부하는 데 쓸 수 있을까? 이 각오가 그렇게 오래갈까? 슬그머니 마음이 진짜로 거기에 있는지를 묻게 됩니다.

영어를 잘 못해도 그럭저럭 나쁘지 않게 살아왔고, 앞으로도 왠지 그럴 것 같은 생각이 들기도 하거든요. 게다가 영어 공부법, 재테크법, 운동법, 인문학 공부법들은 널려 있습니다. 그래서 나도 마음만 먹으면 할 수 있을 것도 같지만, 그 다짐은 며칠은 몰라도 오래갈 것 같지는 않습니다.

저는 적어도 청춘의 한가운데는 벗어났고, 인생의 지혜가 좀 생긴 상태라고 생각합니다. 한 가지 목표에 오래도록 마음이 머물기란 어렵겠지만, 운 좋게 그런 목표가 생긴다면 무언가를 이루어낼 수는 있겠지요. 다만 다른 일을 포기하면서까지 그것을 이루어냈다고 해도 인생이 놀랄 만큼 바뀌리라고는 기대하지 않습니다.

가령 저처럼 몸과 마음 관리를 이야기하는 사람이 돈 관리까지 잘할지는 알 수 없으며, 재테크 전문가가 가족 관계까지 무탈할지는 알 길이 없고, 부와 건강과 사회적 성공을 모두 거머쥔 사람이 자녀까지 좋은 인성을 갖춘 사람으로 키울지는 모를 일입니다. 수많은 삶에는 반드시 빛과 그림자가 함께 있습니다. 젊을 때는 누군가의 성취만 크게 보이지만, 삶을 전체로 펼쳐놓고 보면 대부분의 인생이 공평합니다. '그건 아닌데!'라는 생각이 곧바로 든다면 내가 아직 젊구나, 젊으니까 빛이 주로 보이는구나 하고 생각해도 좋습니다.

그것이 운동을 꾸준히 하는 것과 무슨 상관이 있느냐고 반문할 수도 있습니다. 저는 상관이 많다고 생각해요. 예를 들어 몸 관리 잘하고 생활습관이 건전하면 좋기만 할까요? 물론 아닙니다. 다른 가족이나 주변 사람들이 보기에 좋지만은 않아요. 자기 생활이 철저한 사람들은 그만큼 이기적이고 가까운 사람들에게 잔소리가 심할 수 있습니다. 자신은 바르게 살고 있기 때문에 그렇게 살지 않는 사람이 이해되지 않으니까요. 그런데 우리는 그런 사람들을 보고 이렇게 생각하기도 합니다.

'쳇, 저만 잘났구나!'

자기관리에 덜 철저한 사람이 인기가 많고 인간미도 있어요. 이런 이야기를 하는 까닭은 사람마다 나름의 장단점이 있으며, 그래서 나는 나에게 가장 온전한 존재라는 사실을 잊지 말았으면 해서입니다.

운동이 싫고 몸 관리 하라는 잔소리만 들으면 머리가 지끈거리고 '나 좀 내버려둬!'라는 생각이 가득해도 괜찮습니다. 마음 편하게 살던 대로 살아도 좋아요. 이때는 이렇게 생각하세요. 나중에 정말로 아파서 의사에게 "이러다 죽을 수도 있어요"라는 강력한 경고를 받으면 매일 맨발로 산길 걷기 같은 지금 생각하면 절대로 못할 일도 거뜬히 하게 될 거야. 나중에 진짜 관리하지 않으면 안 될 때가 오면 사람은 '자기 의지와 상관없이 살기 위해 뭐든 열심히 하게 되어 있다'라고 생각하는 거죠. 마음 편하게 사는 것이 몸과 마음의 건강에 훨씬 낫습니다.

이렇게 책의 주제에서도 벗어나는 이야기를 굳이 꺼내는 이유는 몸 관리 잘 못해도 나름대로 다 잘 살 수 있다는 것을 알고 있기 때문이에요.

우리 모두는 자신이 관심 있는 분야에서만 조금 더 노력하며 삽니다. 그래서 문제가 아니라 그것으로 충분하다는 말입니다. 아무리 운동이 싫어도, 몸 관리를 잘 못해왔더라도, 욕심만 부리지 않는다면 누구나 조금은 좋아질 수 있어요. 어떻게? 바로 '어른의 재능'을 조금씩 키우면 됩니다.

건강관리도 어른의 재능

저는 건강관리를 잘하는 것도 재능이라고 생각합니다. 여기서 재능이란 꾸준히 하는 힘을 말합니다. 20대까지의 재능은 이를테면 어디서 상 받고, 시험에 통과하는 것으로 나타나지만 어른의 재능은 꾸준함입니다.

저는 직장생활을 그리 오래 하지 못했습니다. 통틀어 10년이 채 안 되죠. 직장생활 오래 한 사람들은 "나는 재주가 없으니까 그냥 다니지 뭐"라고 하지만 저 같은 사람이 보기에 직장생활 오래 하는 것은 정말로 특별한 재능이에요.

실제로 직장생활(특히 한 직장)을 멈춤 없이 10년, 20년 하고 있는 사람은 소수입니다. '내 동기들은 다 떠나고 나만 남아 있지'라고 추억하는 사람이라면 당신은 직장생활을 잘하는 재능이 있어요. 꾸준함이 있잖아요.

건강관리 역시 재능의 영역입니다. 몸 관리 잘 못한다고 해서 인생이 끝장나지는 않아요. 젊은 나이에 큰 병에 걸렸다면 관리를 잘 못해서이기보다 유전적 한계가 더 큰 영향을 끼쳤을 거예요. 작은 병은 관리해서 다스려지지만 큰 병은 일상생활을 다 바꿀 정도의 노력을 하지 않는 이상 유전적·환경적 지배를 끊임없이 받습니다. 이럴 때 자기 의지력이나 노력을 탓하는 일은 쓸모없고 의학적으로도 도움이 되지 않아요.

건강관리에서 꾸준함이라는 재능을 발휘하려면 목표를 생각했던 것보다 살짝 낮게 잡아야 성공 가능성이 높아집니다. 관리를 '잘하는' 것을 목표로 삼으면 실패하기 쉬워요. 그저 지금 상태보다 조금 나은 정도로 관리를 해보자는 것이 현실적인 목표입니다.

많은 초보자가 운동을 하면서 '나는 이 정도는 가뿐히 해낼 줄 알았는데?' 하는 구간을 지납니다. '내가 이 정도밖에 안 되는가?' 하고 놀랐다면 이제 초심자의 첫 계단을 올라가고 있다고 생각해도 좋습니다. 꾸준히 해보지 않으면 자기 수준을 잘 몰라요. 아무것도 하지 않을 때는 자기 능력이 실제보다 좀 더 나은 상태라고 믿기 쉽거든요. 우리 대부분이 그렇습니다.

목표를 낮게 세우는 방법이 성에 차지 않는 사람들이 있을 거예요. 그런 사람에게 추천하는 충격 요법이 하나 있습니다. 아주 비싼 운동센터에 등록하는 거예요. 이때 반드시 손이 부들부들 떨릴 정도의 금액이어야 합니다.

'아니, 왜 비싼 돈을 넣으라는 거지?' 왜 큰돈을 주고 운동센터 회원권을 끊으라는 걸까요? 한 달에 10~20만 원은 물론 큰돈이지만, 나태함을 이기기에는 큰돈이 아니에요. 말 그대로 '내가 미쳤지' 할 만한 돈이어야 울며 겨자 먹기로 가게 됩니다.

물론 치명적인 단점도 있어요. 들인 돈만큼 효과가 없을 수도 있으니까요. 또 비용이 너무 부담되어 석 달 이상 못할 수도 있어요. 그러나 어쨌든 석 달 동안이라도 꾸준히 가는 습관만은 들일 수 있습니다. 마음관리 측면에서 보자면 무언가를 잃어야(이 경우에는 돈) 습관이 조금은 붙을 수 있다는 사실을 배울 수 있습니다.

어른들은 자기를 파악하는 데 꽤 많은 대가를 지불해야 합니다. 지혜로운 사람은 적은 돈을 들여도 자기를 정확하게 파악할 수 있지만, 우리 대부분은 손해를 보아야 내가 얼마나 귀가 얇은지, 남들과 다를 바 없는 욕심쟁이인지 파악할 수 있어요. 효과가 별로 없고 돈만 쓴 것 같은 기분이 들지언정 시도하지 않은 것보다 발전 가능성이 있습니다. 자기 습관, 마음 작용을 제대로 본 계기가 되기 때문이죠. '큰돈을 넣는다고 해서 몸이 기적처럼 좋아지지는 않더라. 그런데 그 정도의 출혈이 있어야 정신이 차려지더라. 내가 살아온 몸의 습관, 마음의 습관이 이 정도더라.' 이렇게 자신을 파악한 것은 자산이 됩니다. 다시 말해 '내가 마음만 먹으면 할 수 있는데 지금은 단지 마음을 안 먹었을 뿐이야'라는 자만과 자기착각을 깨우쳤기 때문에 자산이 됩니다.

꾸준함을 기르는 이 방법이 마뜩잖으면 덜 모험적인 방법을 알아볼까요? 이런 방법은 극적인 변화를 가져오진 않겠지만 꾸준함이라는 재능을 기르는 데는 도움이 됩니다.

한 요가 회원이 팔꿈치를 다쳤는데 시간표를 잘못 봐서 강도 높은 수업에 와서는 "어머, 편한 요가 시간이라고 착각했어요!"라고 하길래 쉬엄쉬엄 하라고 했습니다. 그런데 보통 사람들이 열심히 하면 덩달아 열심히 하게 되거든요. 우리는 의지의 한국인이니까요.

이럴 때 출근 도장이라도 찍고 간다는 마음으로 수업을 대충 해서라도 끝내면 그 만족감은 컨디션이 좋아서 평소에 잘 안 되던 동작이 잘 될 때 얻는 만족감보다 몇 배 큽니다. 집에서 동영상이나 보느니 가서 몇 동작이라도 한다, 힘들면 눈치 보여도 아픈 척하고 누워 있자, 이런 태도가 도움이 됩니다.

몸 관리를 할 때 자꾸 독해지자고 다짐하지 마세요. 자기를 괴롭히며 살지 않아도 괜찮아요. 독기를 빼고 살살, 조용히, 가볍게 하세요. '이것만으로도 괜찮을까?' 하고 의심이 들 때마다 '이것만 꾸준히 해도 잘하는 거야. 그만두지만 말자' 하고 응수하세요. 차근차근 어른의 재능을 길러보세요.

운동이 좋아서 꾸준히 하는 사람은 극소수라는 사실을 기억하세요. 대부분은 적금을 붓는 심정으로 하루치 운동을 하고, 약간의 보람과 긍정적 마음을 챙깁니다. 그것을 맛보려고 땀과 시간, 비용, 수고로움을 지불하죠. 운동하는 사람도 운동이 건강을 보장해주지 않는다는 사실을 잘 알고 있어요. 특히 큰 병은 운동만으로 예방할 수 없죠. 그저 하루치의 보람, 끝내고 나면 좋아지는 기분만으로도 충분히 남는 장사다 싶어서 운동을 계속합니다.

운동하고 나서 기분이 우울해진다고 말하는 사람을 본 적이 있나요? 대부분은 운동을 가야 할 때 우울함을 느낍니다. 그러나 운동이 끝나면 좋은 기분을 보상으로 받습니다. 그 보람과 즐거움은 운동하기 전의 우울함과 운동

중 힘들어서 느끼는 부정적인 감정을 상쇄하고도 남습니다. 몸이 좋아지는 건 덤이지요. 끝까지 운동하는 사람들은 체지방 지수나 몸무게, 허리 사이즈, 신체 나이, 콜레스테롤 수치 같은 숫자 너머에 있는 기분과 감정의 이익에 초점을 둔답니다. 앞에서 말했다시피 '숫자들이야 몸이 알아서 만들어내겠지. 일단은 기분이 좋아질 테니까 하자!' 이런 자세가 운동을 계속하게 이끌어줄 거예요.

무뎌진 몸 감각을 깨워요

"제가 이런 걸 잘 못해요. 손으로 하는 거."

에리크 로메르Éric Rohmer의 영화 〈봄〉에서 젊은 철학교사 안느가 어설프게 햄을 잘라서 접시에 담으며 말합니다. 안느는 철학교사답게 기게스의 반지라든가 하이데거 이야기를 쉽고 유쾌하게 풀어내면서도 "제가 현실과 잘 접속하지 못해요"라고 털어놓습니다.

영화에서는 전혀 중요하지 않은 이 장면에서 저는 깊은 인상을 받았습니다. 저를 비롯한 이른바 '책상 생활자'에게 공통적으로 관찰되는 모습이라서 소름이 끼쳤어요. 평소에 왜 책상 생활자들은 티가 날까 궁금하기도 했고, 나도 뭔가 일상이 한 겹 막으로 둘러싸인 것 같다는 느낌을 자주 받았거든요.

안느는 철학교사답게 생각하는 감각이 발달한 사람이에요. 개인적으로든 직업적으로든 생각을 많이 해야 하는 사람들은 몸 감각과 단절되기 쉽거든요. 햄을 자르면서도 그 행위에 주의가 머물지 못하고, 말이나 생각으로 주의가 산만해지기 때문이랍니다.

이들은 자신의 손이 칼이나 햄, 도마를 다루는 미세한 감각들을 놓치고, 말이나 떠오른 생각에 주의가 금세 옮겨가고 말아요. 그런데 일상은 햄 자르기 같은 자잘한 행위들로 이루어져 있으니 안느의 토로처럼 현실과 접속하지 못하는 느낌이 드는 거죠.

생각 단식으로 마음의 공복을 느껴요

골똘한 생각, 아니 그저 잡생각마저 일상에서 몸 감각을 단절시킨다는 사실을 아시나요?

저 또한 10년을 하루 8시간 이상 '생각'을 따라가며 일했어요. 모니터, 프린트물, 스마트폰 등으로 글로 정리된 생각을 읽고 다듬었습니다. 생각에 주의를 기울이는 습관이 몸에 밴 거죠. 게다가 일하는 시간 말고도 빈 시간이 조금만 생기면 무엇이든 챙겨 보는 습관까지 있었어요. 책, 영화, 영상, 음악, 피드를 강박적으로 찾아서 보고 들었죠. 그래야 기분이 좋아지고 뭔가 알차게 사는 느낌을 받았거든요.

그러다가 요가와 명상이 직업의 한 축이 되니까 자동으로 생각을 따라가며 일하는 시간을 줄일 수밖에 없었어요. 그 시간을 내 몸과 호흡을 감각하거나 타인의 몸과 호흡을 읽는 시간으로 채우게 되었답니다. 결심해서가 아니고 단지 일하는 환경이 바뀌어서 그리하게 되었을 뿐인데, 몇 년이 지나니까 변화가 관찰되더군요. 몸 감각을 느끼는 시간이 길었던 날일수록 콘텐츠들을 덜 보고 싶어진다고 할까요? 마치 몸에서 콘텐츠를 밀어내는 듯한 느낌을 받았습니다.

몸 감각을 읽을수록 정보 섭취 욕구가 떨어졌어요. 정보 섭취량이 줄면서 생각의 양도 좀 줄었습니다. 그러니까 몸 감각을 깨우는 시간이 늘어나니 콘텐츠를 덜 보고 싶어지고, 그에 따라 생각에도 덜 빠지게 되었습니다.

실제로 운동선수나 무용가, 배우, 요가인처럼 몸을 민감하게 써야 하는 직업인들을 살펴보면 상대적으로 디지털 기계들을 덜 보고 삽니다. 그런 것들과 별로 친하지 않아요. 반면 요즘에는 대다수 사람들이 자신은 뭐든 너무 많이 보고 산다고 느끼는 것 같습니다.

생각이 늘 머릿속을 꽉 채우고 있고, 현실과 접속하지 못한다는 느낌을 받는다면 몸 감각을 읽는 시간을 약으로 썼으면 좋겠습니다. 생활방식이 바뀐 지 10년이 지난 지금 저는 예전의 반도 채 안 되는 정보량을 받아들이고 있습니다. 덕분에 생각의 양도 좀 줄었는데 시작은 몸과 친해지고, 몸을 움직이고, 몸 감각을 읽는 시간을 늘리는 것이었어요.

예전에는 원숭이가 이 나뭇가지 저 나뭇가지를 정신없이 잡았다 놓듯이 습관적으로 클릭을 해대는 습관이 있었는데 이제는 아무것도 보고 듣지 않아도 괜찮다는 것, 빈 시간의 맛을 조금 알게 되었습니다. 마치 늘 허겁지겁 과식하던 사람이 약간의 공복을 자주 경험하면서 공복 상태가 좋다는 것을 천천히 알아가는 것과 비슷해요. 이런 경험을 한 사람은 무심코 빵에 손을 뻗다가도 잠깐 머뭇거리겠죠.

'배에 뭐가 차 있지 않으면 왠지 불안했는데, 공복이 생각보다 괜찮네? 공복으로 좀 있어볼까?'

저는 마음의 공복 상태를 조금씩 체험하면서 공복의 이로움을 알아보았습니다. 일정 시간 공복을 유지하면 세포

재생에 도움이 되듯이 눈과 귀로 먹는 것(정보들)도 공복을 유지하면 좋아요. 보면 보는 대로 생각이 일어나고, 보고 기억된 것을 인출하는 게 우리 뇌 시스템이거든요. 먹지 않으면 배설되는 일이 없는 장 시스템과 같아요.

평소에 잡생각이 많다고 말하는 사람 중에 무언가를 적게 보는 사람은 없답니다. 들어가는 게 있어야 나오는 게 있어요.

생각을 줄이고 싶나요?

현실에 투명 막이 생긴 것 같나요?

클릭을 멈추고 몸에 일어나는 감각들에 주의를 돌려보세요.

명상으로 몸 감각에 주의를 기울여요

"몸의 느낌을 알아차리는 게 신기했어요."

"평소에는 몸 감각을 의식한 적이 거의 없는데."

몸 감각을 알아차리는 명상 수업에서 많은 참가자가 아플 때 말고는 특별히 몸 감각에 주의를 기울인 적이 없다고 이야기합니다. 요가인들은 일상적으로 몸 감각에 주의를 기울입니다. 음악인들이 주위 소리에 민감하게 반응하고 사진작가들이 눈앞의 풍경을 액자에 담듯이 포착하는 습관과 비슷합니다.

몸 감각에 주의를 기울이면 손가락 사이사이로 느껴지는 바람, 숨 쉬면서 오르내리는 배와 어깨의 들썩임, 등받이에 맞닿는 등의 감촉, 오금이 간질간질한 느낌까지 지금 이 몸에는 온갖 감각이 일어났다 사라지고 있음을 알아차릴 수 있어요.

몸 구석구석에 호기심을 가지고 가벼운 마음으로 어떠한 감각이라도 그대로 허용하며 머물러보면 놓치고 살았던 감각들이 포착됩니다. 일부러 감각을 과장하거나 만들어내지는 말고 그저 찾아오는 감각이 있다면 느끼고, 잘 느껴지지 않는다면 호흡하며 머뭅니다.

주의할 것은 감각에만 오롯이 주의를 기울일 뿐 이 느낌이 왜 일어났는지 유추하느라 생각에 빠지지 않는 거예요. 몸 감각을 느끼려고 눈을 감으면 가장 방해하는 장애물이 온갖 생각입니다. 생각이 일어났다면 다시 감각으로 주의를 다시 옮깁니다. 감각을 느끼는 중에 좋다 싫다 하는 판단이 일어나기도 하는데, 그 판단도 그저 내려놓고 감각으로 다시 돌아옵니다.

사실 감각들 자체는 큰 의미가 없어요. 그것들은 모스

부호처럼 단순한 신호를 끊임없이 보낼 뿐입니다. 낱낱의 감각들을 그러모아 메시지로 해석한다면 '나 지금 살아 있어'쯤 되겠지요.

감각 자체가 중요한 메시지를 담고 있어서가 아니라 몸 감각 읽기로 몸과 가까워지고, 그저 존재하는 연습을 하려는 거예요. 오직 살아 있음을 몸으로 느끼는 이 가만한 시간은 그 자체로 훌륭한 명상이자 몸의 소리를 듣는 귀를 열어줍니다.

요가는 몸 감각 읽기의 심화 수업이라고 할 수 있어요. 이런저런 생각으로 흩어지는 주의력을 몸 감각과 움직임, 그리고 호흡에 한동안 머물면서 마음을 쉬게 하는 행위지요. 언제나 몸은 덩달아 좋아지는 거예요.

몸 감각을 자주 읽는 일은 친절한 의사가 몸 구석구석을 살피는 일과 같아요. 왼쪽 오금이 잘 펴지지 않는군. 뒷목이 너무 뻣뻣하군. 숨 쉴 때는 갈비뼈 주변이 부드럽고 편안한 기분이 드는군. 이렇게 관심을 기울여 안부를 묻고 다닙니다. 몸 감각 읽기로 근육이 생기거나 영양소가 공급되지는 않지만 몸을 돌보는 마음의 눈, 주의력이 생깁니다.

실제로 몸 감각을 읽어보면 상태가 별로 좋지 않은 몸의 부위는 감각이 잘 느껴지지 않아요. 그만큼 평소에 주의가 그쪽에 잘 머물지 않아 그 부위가 소외되어 지냈다는 뜻이겠지요. 몸 감각에 가만한 주의를 기울이는 일은 내 정신건강과 몸 건강에 모두 유익하게 작용합니다.

몸 감각을 읽는 데는 명상이 아주 좋습니다. 몸에서 무슨 감각이 일어나는지 주의를 기울이는 동안 마음은 쉴 수 있거든요. 마음이 괴로워지는 이유는 좋지 않은 생각에 주의를 기울이기 때문입니다. 그 주의력을 몸에서 일어나는 다양한 느낌으로 돌려서 평화롭게 머물러보세요. 당장에 답도 없는 먹고사는 걱정이 자꾸 떠오르면 '아, 콧구멍 사이로 들어오는 서늘한 바람, 나가는 따뜻한 바람' 하며 잠시라도 느껴보는 거예요. 좀 전에 말실수한 것 때문에 안절부절못하고 있다면 '왼발의 감각, 오른발의 감각' 하면서 되돌릴 수 없는 일에서는 마음을 거두어보는 거예요.

자주자주 몸 감각을 읽으면 스트레스에 민감하게 반응하는 습관을 몇 초씩이라도 평화롭게 머무는 습관으로 대체할 수 있습니다. 내 사고방식을 관찰하고 지혜를 개발하는 연습을 하면 스트레스의 뿌리를 캐낼 수 있지만(그것이 진짜 명상입니다), 일상생활의 스트레스를 줄이는 일 정도는 몸 감각 읽기로 효과를 볼 수 있어요.

지금 내 몸에 어떤 감각들이 일어나고 사라지고 있을까요?

해로운 것에서 자연스럽게 멀어지는 수련

요가 수련은 결국 몸 감각과 호흡에 주의 기울이기입니다. 주의력의 관점에서 운동을 이야기하면, 우리는 운동 중에 끊임없이 생각을 일으키다가 다시 몸 감각에 주의를 기울이기를 반복합니다. 사실 운동할 때 기계적으로 몸만 움직이면서 이 생각 저 생각에 빠져 있는 경우도 많아요. 그런데 운동이 명상으로 연결되려면 생각 쪽으로 흩어지는 주의력을 몸 감각과 호흡 쪽으로 계속 가져와야 합니다. 이 작용을 강조하는 대표적인 운동이 요가입니다.

기계적으로 몸만 훈련해도 얼마든지 근육이 생기고 살이 빠질 수 있습니다. 그러나 운동하면서 명상의 효과까지 얻으려면 마음을 평화롭게 하는 쪽(몸 감각과 호흡)으로 주의력을 계속 가지고 와야 해요. 그런데 이 작업은 머리로 안다고 해서 저절로 되지 않아요. 그래서 선생님이 '호흡을 느껴라' '몸의 어디를 느껴라'라고 안내하며 주의력 가져오는 훈련을 수련 시간 내내 하는 거예요.

음악을 쿵쾅쿵쾅 틀어놓고 미친 듯이 뛰면서 땀을 흘려도 분명 잡생각을 잊고 근육이 생기고 살이 빠질 수 있어요. 그러나 주의력을 스스로 옮기는 힘을 키우지는 못합니다. 같은 시간을 운동하더라도 몸과 마음이 함께 좋아지면 더 이득이 아닐까요?

몸 감각에 주의를 잘 기울이면 명상 효과가 있다는 말이 추상적이라 와닿지 않는다면, 좀 더 구체적인 변화를 이야기해볼게요.

그런 방식으로 운동하는 습관이 생기면 어느 순간부터 운동하고 난 다음에 바로 일상의 소리가 몹시 시끄럽게 느껴질 거예요. 음악 소리나 텔레비전 소리가 갑자기 시끄럽게 들립니다. 후각도 민감해져서 길거리 호떡 냄새도 매우 느끼하게 느껴지죠. 미각도 마찬가지라서 평소라면 별 문제 없이 먹는 떡볶이도 양념이 아주 자극적이라고 느껴져요. 그러니까 수련한 시간의 절반 동안은 오감이 민감해져 있는 듯해요. 물론 그 시간이 지나면 평소대로 돌아옵니다.

어떤 운동이든 처음에는 운동을 마치고 한잔 하고 싶거나 입맛이 돌아 더 많이 먹는 시기를 잠깐 거칠 수 있어요. 기분이 좋아지니까 땀 뺀 만큼 먹으며 떠들고 싶기도 하죠. 그런데 호흡에 신경 쓰면서 몸 감각에 집중하는 시간이 차곡차곡 쌓이면 어느 순간부터 수련이나 운동, 명상을 마친 뒤에 오감을 자극하는 일 자체가 하기 싫어져요. 대화는 물론이고요. 배가 고팠는데도 수련을 끝낸 직후에는 식욕이 뚝 떨어지기도 합니다. 감각이 정화되면서 민감해지고, 평소에 오감을 너무 자극하며 살았다는 것을 깨닫게 되죠.

향수 전문점에 들어가본 적이 있나요? 처음에는 좋은 향기에 취해서 황홀하지만 조금만 지나면 별 감흥이 없습니다. 그런데 가게에서 나온 뒤에는 머리가 띵합니다. 지나친 자극으로 과부화가 걸린 후각 신경이 풀려난 거죠. 우리 주변에는 늘 시끄러운 음악, 스마트폰의 볼거리, 자극적인 향과 맛 등 오감을 자극하는 것으로 넘쳐나요. 그런 환경에 있다 보면 우리 감각은 덜 시달리기 위해서 어느 정도 마비되게 마련이에요.

그런데 오감 자극이 거의 없는 곳에서 몸과 호흡에 주의를 두면서 시간을 보내다 보면 감각 신경이 정화되어 되살아납니다. 언제부터인가 운동을 하고 나서 식욕이 조금 줄고 감각을 만족시키는 일이 귀찮아진다면 감각이 정화된 것입니다.

반대로 운동을 계속해왔는데 식욕을 비롯한 감각적 자극을 즐기는 일이 이전과 똑같다면, 아직 운동이 충분히 체화되지 않았거나 운동에 게을렀거나 운동하는 자세가 잘못된 것입니다. 이때는 주의력을 몸 감각과 호흡에 가져오는 연습은 하지 않는 채 운동을 노동처럼 하고 있는지 돌아봐야 합니다.

감각이 정화되면 가장 좋은 점이 '알아서' 해로운 것을 멀리하게 된다는 것입니다. 호흡 수련만 잘해도 금연에 성공할 수 있습니다. 실제로 요가 수련자 중에는 그전에는 금연에 실패하기를 반복했는데, 호흡 근육이 깨어나고 몸 감각이 열리니까(감각이 민감해지니까) 몸에서 담배 연기를 받아들이기 어려워져서 담배를 물었다가도 놓는 일이 반복되다가 자연스럽게 끊었다는 분이 적지 않습니다.

다이어트도 마찬가지예요. 예전에는 저도 다이어트를 하려면 절제부터 해야 한다고 생각하고, 역시 다이어트는 독한 사람들이 성공하는 거라며 '의지력'의 문제라고만 생각했습니다. 그런데 몸의 감각을 계속 깨워나가면 지나치게 해로운 감각을 받아들이기가 힘들어지기 때문에(몸에서 밀어내기 때문에) 기본적인 조절이 됩니다. 물론 연예인처럼 관리하려면 훨씬 많은 시간과 돈, 에너지를 들여야겠지만, 건강을 유지하는 정도라면 얼마든지 가능합니다.

저 역시 요가 수련을 게을리하면(편안한 수련 위주로 하거나 여행 등으로 3일 이상을 수련하지 않으면) 케이크가 맛있고, 라면과 떡볶이, 과자가 더 당깁니다. 그러나 수련에 좀 더 집중하면 인스턴트 음식이 예전보다 맛이 없고 채소맛을 더 민감하게 느낍니다.

핵심은 꾸준히 몸 감각을 깨우면 해로운 습관에서 자연스럽게 멀어질 수 있다는 거예요. 내 의지력으로 독하게 술을 끊는 것보다 몸 감각이 정화되어 몸에서 과한 술을 받아들일 수 없는 상태가 되는 것이 훨씬 좋지 않을까요?

기분이 좋아지는 움직임을 찾아요

요가의 동작들은 주로 동식물이나 기구의 움직임에서 따온 것입니다. 생활 속에서 인간이 자연스럽게 할 만한 동작은 거의 없어요. 인간이 아닌 다른 생명체와 물체의 독특한 존재방식을 호기심을 가지고 연구한 결과라고 할 수 있답니다.

몸 움직임에 관심이 많았던 태초의 요기들을 상상해보면, 주변에서 새·나무·곤충·활시위 등의 형태와 움직이는 방식에서 영감을 받았을 겁니다. 새들이 물가에서 우아하게 한 다리로 균형을 잡고 있는 모습을 보고 재미로 따라 하면서 요가의 아사나가 시작되었을지도 모르지요. 처음에는 단순히 재미였겠지만 기예로 발전하다가 치료법이 되고, 움직임을 좋아하는 사람들에게 알맞은 심신 수행법으로 체계화되었을 확률이 높습니다.

예를 들어 '인간은 왜 꼭 두 발로 서서 걸어야 하지? 강아지처럼 네 발로 움직이면 어떨까?' 하는 호기심에서 출발해서 '강아지가 기지개 켜는 동작을 계속 따라 했더니 소화가 잘 되고, 삐딱했던 어깨의 균형이 맞춰지더라, 굽은 등도 조금씩 펴지더라'로 이어지는 식의 탐구는 요기들의 즐거움이었을 겁니다.

자세와 움직임에 호기심 갖기

태초의 요기들처럼 일상에서 내 힘의 이동과 균형, 그에 맞는 움직임을 궁리해보면 재미있습니다.

균형 자세가 잘 되지 않는다며 어떻게 하면 좋아지느냐고 묻는 수강생이 있었어요. 한 다리를 들고 설거지를 해봐라, 텔레비전 보다가도 소파에서 일어나서 한 다리씩 번갈아 균형 잡기 놀이를 해보라고 했습니다. 단순한 놀이라면 부담이 없죠.

오른쪽 어깨가 너무 뻣뻣하고 삐딱한 느낌이 들면, 말린 어깨를 바깥으로 펴줍니다. 의자에 앉아 있다면 상체를 오른쪽으로 돌려 의자 등의 뒷면을 잡고 오른 어깨를 열며 비틀기를 해볼 수 있고, 등 뒤에서 깍지를 끼거나 깍지 끼기가 어려우면 수건을 맞잡고, 팔꿈치를 가능한 펴서 손이 엉덩이에서 멀어지도록 마시는 숨에 올렸다 내쉬는 숨에 내렸다 하면서 몸쪽으로 말리려는 어깨를 바깥을 향해서 펼쳐주는 거예요. 하루 종일 앉아 있어서 복근이 하나도 없는 것 같은데 따로 시간을 낼 수 없다면, 앉은 자리에서 두 팔로 의자 양쪽 끝을 잡고 엉덩이를 들어올린다는 목표로(여유가 되면 무릎까지 가슴 쪽으로 들어올리며) 들숨 날숨 다섯 번, 다섯 호흡을 하면서 코어에 힘을 기르는 방법도 있습니다. 하체 전체를 들어올리지 못하더라도 괜찮습니다. 든다고 생각하고 복부에 힘만 줘봐도 운동이 됩니다. 못 들더라도 들려고 힘을 쓸 때 코어에 힘이 생기거든요.

사람마다 조율해야 할 힘은 다르지만, 여기서는 일반적으로 걸을 때 염두에 두면 좋은 자세를 소개해드릴게요.

시간에 쫓겨서 급하게 걸을 때는 누구나 어깨와 목이 앞으로 나오지요? 마음이 급한데 다리는 아직 그만큼 따라오지 않아서 상체가 앞으로 쏠린 모양으로 걷게 됩니다. 우리나라에 이런 자세로 걷는 사람이 참 많은데, 무언가를 열심히 해야 한다는 태도로 살아왔다는 방증이기도 해요.

남미권의 여유를 즐기는 나라 사람들은 가슴을 앞으로 내밀고 걷습니다. 기분 좋게 살겠다는 태도가 걷는 자세에서도 나오는 것이죠.

여유를 찾아 기분 좋게 살고 싶을 때는 옆면의 중심선에서 '머리를 뒤로(턱은 당깁니다), 어깨를 뒤로, 가슴을 하늘로' 해서 걷습니다. 이런 자세로 빠르게 걷기는 어렵습니다. 마치 몸의 중심이 가슴에 있는 것처럼 가슴을 받들듯이 걸으면 과장된 것 같고 어색해도 긴장이 풀려 여유로운 마음을 가질 수 있을 거예요.

힘 빼기보다는 힘의 균형 찾기

"힘을 빼야 하는데, 어려워요."

요가를 하면서 힘을 빼라는 말을 많이 들어서인지 사람들은 흔히 이런 고민을 토로합니다. 그런데 요가는 언제나 힘 빼라고 이야기하지는 않아요. 힘을 뺄 때와 힘을 줄 때를 조율하라고 하죠.

만약 빨리 가려고 서두르면 속도를 조절하라고 이르고

딴짓하며 쉬고 있으면 집중해서 열심히 하라고 합니다. 결국 핵심은 균형입니다. 사회생활을 할 때는 서두르거나 힘이 들어가야 할 일이 많으니 우리 몸과 마음도 긴장해 있기 쉽죠. 그래서 요가를 하면서 '내가 이렇게 긴장을 많이 했구나' 하고 스스로 알아차릴 때가 많으니 요가 하면 이완부터 떠올리나 봅니다.

사실 몸과 마음에 관해서 진짜 기억해야 할 것은 힘을 빼라가 아니라 '힘을 조율하자, 힘의 균형을 맞추자'입니다.

《동의보감》〈내경편〉은 사람의 몸이 한 나라와 같다는 이야기로 시작해요. 왜 몸을 나라에 비유했을까요? 우리가 체감하는 가장 큰 조직은 나라입니다. 나라 안에서는 온갖 욕망이 충돌해요. 힘 없는 자, 힘 있는 자, 힘을 견제하는 자가 팽팽하게 줄다리기하는 가장 큰 시공간이 무엇이냐고 하면 대부분은 '나라'부터 떠올립니다. '나라'는 힘을 조율하는 시공간으로 은유하기 좋습니다.

그런데 힘의 조율이라고 하니 정치가 떠오르지 않나요? 맞습니다. '정치' 하면 직업 정치인부터 떠오르겠지만, 힘의 역학관계는 다 정치라고 할 수 있어요. 어느 조직이든 힘을 많이 가진 자는 더 가지려 하고, 적게 가진 자는 불평등을 느끼며 이에 맞섭니다.

젠더 이슈도 결국 힘의 균형을 어떻게 맞출 것인가의 문제잖아요. 자본가와 노동자의 문제도 마찬가지죠. 학교와 학생, 수도권과 지방, 주류와 비주류 등 일상 속에서 벌어지는 갈등은 이제껏 누가 더 힘을 가졌는가, 이제 그 힘을 어떻게 분산해야 하는가를 놓고 대립할 때 벌어집니다. 정치의 역할은 이 힘들을 어떻게 조율할지 조정하고 결정하는 일이죠.

힘의 역학관계를 조정하는 일은 지금 우리 몸과 마음에서도 일어나고 있어요. 예를 들어 강하게 타고난 몸의 부위가 있다면 언제나 그쪽에서 더 많은 힘을 써요. 약하게 타고난 부위는 소외되어 거의 의식하지 않고 삽니다. 그러면서 강한 쪽은 더 강해지고 약한 쪽은 더 약해지지요.

오장육부와 뇌도 마찬가지입니다. 누구나 강한 장기와 약한 장기를 타고나요. 우리가 체질이라고 부르는 것이 바로 오장육부의 강약에서 비롯합니다. 뇌도 어느 부분이 더 발달했는가에 따라 사고유형과 재능이 달라지죠. 마음씀씀이 역시 자기에게 익숙한 길이 있습니다. 어떤 사람은 베푸는 걸 어려워하는 경향이 있는가 하면, 공정하게 상황을 정리하는 걸 어려워하는 사람도 있죠.

그러니까 사람마다 타고난 몸과 마음의 조건이 있고,

그걸 특별히 의식하지 않고 살면 약한 곳은 계속 힘이 미치지 못해서 더 약해지기 마련입니다. 시간이 지날수록 힘의 불균형이 더 깊어질 수 있죠. 마음 씀씀이, 뇌, 오장육부, 근육이 서로 다 연관되기도 하고요.

'지금 나의 몸 어디에 힘이 집중되어 있나? 그 힘을 어디로 이동하는 것이 더 좋은가?'는 몸과 마음이 아플 때(불균형이 심해졌다는 신호니까요) 던져보면 좋은 질문입니다. 삶에서 균형을 잃었다 싶을 때도 이 질문은 유효하죠.

내 몸과 마음에서 힘의 집중과 이동을 생각하면 탐구할 영역이 적지 않답니다. 몸의 왼쪽와 오른쪽, 위와 아래, 겉과 속 가운데 상대적으로 소외된 곳은 어디인가요? 지금 힘이 너무 많이 들어가는 곳은 어디인가요? 그 힘을 어디로 옮기면 좋을까요? 거의 의식하지 않고 사는 쪽은 어디인가요? 어떤 움직임을 하면 그쪽에 주의를 기울일 수 있을까요? 요가의 탐구 영역에서 비롯된 질문들입니다만 몸으로 마음까지 돌보는 이들 모두에게 도움이 되는 질문입니다.

기분과 생각을 바꾸는 움직임 처방

스물한 살 때 은둔형 외톨이처럼 몇 달을 집에 있다가 해 질 녘이 되어서야 겨우 집 밖에 나온 적이 있어요. 이가 너무 아파서 어쩔 수 없이 치과에 가야 했거든요. 그때 초겨울이었는데 왜 그랬는지 전속력으로 달려보았어요.

동네조차 나가지 못할 정도로 마음이 무너져 있었는데, 골목길을 내달려 큰길로 나가니 심장이 두근두근 뛰고 윗등에 땀이 맺혔고 기분이 갑자기 괜찮아졌어요.

'어떻게 10분쯤 달렸다고 기분이 좋아질 수 있지?'

'내가 이렇게 달리기를 좋아했었나?'

인생에서 달리기로 정신이 번쩍 든 유일한 순간이었어요. 땀이 흥건한 등줄기와 두방망이질 치는 심장이 마치 이렇게 말하는 것 같았어요.

'눈을 뜨고 똑바로 봐. 세상은 아무 일 없이 괜찮아. 너도 괜찮아.'

요가도 몸을 이리저리 움직이면서 정신을 차리게 합니다. 요가 동작들은 5,000년의 역사를 갖고 발전해왔는데, 마치 소심한 현대인의 체형과 정신 상태를 예상해서 맞춤으로 고안된 것처럼 느껴집니다.

사람이 움츠러들면 상체를 웅크리고 하체에 힘이 풀리잖아요. 요가 동작들은 상체를 활짝 펴고 하체를 단단하게 뿌리내리게 합니다. 다람쥐 쳇바퀴 돌듯 기계처럼 살면 몸도 규격에 맞춘 듯 각이 잡히고 기계처럼 딱딱해지게 마련인데, 요가 동작들은 사방으로 몸을 늘리면서 '각'을 해체하고 유연해지게 합니다.

'앞으로 어떻게 사나, 더 버틸 수 있을까?' 많은 사람이 이런 고민에 빠져 있죠? 하지만 요가 동작은 한 발로만 전신을 버티게 하는가 하면, 양팔로 몸을 거꾸로 들어 올리면서 버티게 합니다.

"어떻게 살긴. 이래도 산다!" 하고 고승이 선문답으로 알려주는 것 같죠.

가장 압권은 도저히 숨 쉬기 어려운 자세에서 숨 쉬게 한다는 데 있어요. '아, 안 돼, 안 돼. 나 지금 숨도 못 쉬어' 싶은데 숨을 계속 쉬라고 하니까 억지로 마시는 척 내쉬는 척해봅니다. 신기하게 '척'하다 보면 숨길이 찾아져요.

"하려고만 하면 언제든 숨 쉴 수 있어."

이 또한 죽비로 한방 내려치듯 깨달음을 줍니다.

웅크리지 말자, 제대로 서 있자, 유연하게 반응하자, 힘들어도 숨 잘 고르자, 버텨보자 등 요가가 알려주는 메시지는 우리의 머리를 거치지 않고 바로 몸으로 흡수되고 학습되어요.

달리기든 요가든 우리는 흔히 몸을 움직이면서 마음의 문제까지 풀리는 경험을 합니다. 사유해서 깨닫는 방식과 다르게 몸으로 불현듯 이해가 되죠. 이를 '체화된 인지embodied cognition' 이론으로 설명할 수 있어요. 이 이론은 몸의 감각적 경험이 추상적 사고의 토대가 된다는 걸 알려줍니다.

조지 레이코프George Lakoff와 마크 존슨Mark Johnson은《몸의 철학》에서 "감각운동 체계에 의한 이성의 신체화는 매우 중요하다. 이것은 우리의 개념들이 우리가 이 세상에서 살아가는 방식과 그렇게 잘 합치할 수 있는지에 대한 설명의 핵심적인 부분이다"라고 썼어요.[12] 좀 더 쉽게 풀자면 "우리는 몸을 통해서만 개념을 형성할 수 있다. 따라서 세계, 우리 자신, 타인들에 대한 우리의 모든 이해는 우리의 몸에 의해 형성된 개념들의 관점에서만 틀 지어질 수 있다"[13]라는 말입니다.

성공을 정상에 오르는 것으로, 진보를 앞으로 걷는 것으로, 자유를 새가 날개를 펼쳐 나는 모양으로 이해하는 원리를 생각해보세요. 우리는 추상적 개념을 몸의 움직임으로 이해하는 인지 방식을 갖고 있습니다.

이런 원리를 활용하면 몸의 움직임으로 기분을 바꿀 수 있습니다. 달리고 나면 문제에서 멀어지고, 손빨래를 하고 나면 마음의 때를 벗겨낸 기분이 드는 것처럼 말이에요. 가수 아이유가 안 좋은 기분이 올라오면 그 기분에 지지 않으려고 설거지라도 한다는 인터뷰를 본 적이 있어요. 그릇을 닦고 물을 틀고 씻어내면 그릇이 아니라 머릿속을 샤워한 듯 개운한 느낌이 드는 것이죠.

걱정으로 마음이 어수선하면 대청소를 해서 머릿속을 치우는 기분을 느낄 수 있어요. 나락으로 떨어지는 위태로운 기분이 들 때는 점프 동작을 해봅니다.

큰일을 앞두고 숨이 막힐 때면 "다 덤벼!" 하듯 양팔을 넓게 펼쳐서 용기를 학습할 수 있고요. 마음을 무겁게 하는 일이 있다면 몸이 가볍게 붕 뜨는 배영을 하면서 기분이 처지지 않는 연습을 할 수 있어요.

승리의 기분을 느끼고 싶다면 만세를, 정체된 기운을 떨쳐내려면 달리기를 해보세요. 어디로 가야 할지 몰라서 미아가 된 기분이면 눈앞에 보이는 한 건물을 향해 뚜벅뚜벅 걸어보고, 소소한 기쁨을 찾고 싶다면 예쁜 골목을 강아지처럼 호기심을 갖고 돌아다녀보세요.

《움직임의 뇌과학》을 쓴 과학 저널리스트 캐럴라인 윌

리엄스Caroline Williams는 "조금이라도 움직이는 일이 조금씩이나마 자신을 변화시킬 수 있다는 믿음이 생긴다면, 집안일 하나를 하는 시간도 좀 더 자신에게 의미 있는 시간이 될 것이다"[14]라고 했습니다.

요즘 내 심리상태에는 어떤 움직임 처방이 필요할까요?

자세에 관심을 가져요

중년이라는 시기는 가운데를 가로질러 중심을 잡는 가운데 중中 자와 닮은꼴이에요. 통통한 입 구口 자를 꼬챙이 하나로 받쳐야 하죠. 절묘하게 중심中心을 잡아야 팽이처럼 빨리 돌아도 넘어지지 않는 시기가 중년이 아닐까 합니다.

미용 기술이 워낙 발달해서 예전에 비해 열 살 정도는 우습게 젊어 보이지만, 우리 배 속은 미용으로 바꿀 수 없습니다. 그저 타고난 체질과 생활습관에 따라 정직하게 변화해갈 뿐입니다.

어쩌면 '난 아직 중년은 아닌데?'라고 생각하는 분 중에서도 배 속은 이미 중년의 시간대를 지나는 분이 있을

지도 모른답니다.

중년 하면 이래저래 허리와 관련이 깊습니다. 중년에 접어들면서 허리 통증에 시달리는 사람이 많기도 하지요. 중년을 몸에 빗대면 인생의 허리에 해당합니다. 허리 요腰 자는 '중요한 곳'이라는 뜻을 가진 글자예요. 여자가 허리에 손을 얹고 있는 모습을 그린 이 글자는 신장(콩팥)을 나타내는 말로도 쓰이죠.

동양의학에서는 신장의 기운이 허해지면 허리 통증이 올 수 있다고 봅니다. 신장은 몸의 정精(생명력을 담은 기본 물질)을 저장하고 관장하는 기관이에요. 한마디로 일과 연애, 취미를 정력적으로 해가는 힘이 신장에서 나옵니다. 그런데 정력을 과도하게 끌어다 썼다면 정, 곧 물 기운이 부족해집니다. 그러면서 몸 전체의 물 기운을 관장하는 신장이 과열됩니다.

허리가 자주 끊어질 듯 아프다면

저는 여름철만 되면 오심번열五心煩熱이 자주 일어납니다. 오심번열은 손발이 지나치게 뜨겁고 몹시 피로한 상태에 빠지는 증상입니다. 이때 꼭 허리도 끊어질듯이 아픕니다. 한의학을 전공하신 분이 이를 보일러에 물이 마른 상태에 비유해주더군요. 물의 순환을 관장하는 신장은 마치 보일러처럼 물을 데워서 몸 전체를 순환시키는데, 물이 모자라면 헛돌면서 열이 받는 증세가 오심번열이라는 거예요.

저는 여름만 되면 기분이 좋고 에너지가 넘쳐서 활동을 많이 합니다. 그런데 한편으로는 오심번열 때문에 늘 괴로웠습니다. 그만큼의 활동이 제게는 지나쳤나 봅니다. 동양의학에서는 정력을 매우 보수적으로, 꼭 필요한 곳에 아껴서 쓰라고 권합니다. 인생을 장거리 경주로 보라는 이야기지요.

30대 중반부터 만성적 허리 통증을 겪는다면 곰곰이 돌아보기 바랍니다. 혹시 지금의 허리 통증도 정력을 지나치게 써서 그런 건 아닌가 하고 말이죠. 그럴 때는 의식적으로 한 박자 쉬어가면 좋습니다.

물론 허리 통증이 꼭 내일의 체력을 오늘 당겨 써서 생기는 것은 아니에요.

근육학적으로는 뱃심이 부족하면 허리가 아프기 쉬워요. 속복근이 허리를 비롯한 장기를 탄탄하게 감싸주지 못하면 허리의 안전장치가 부족해집니다. 초콜릿 모양 복근을 만드는 사람 중에 의외로 허리 아픈 사람이 많아요. 복근은 속에서 잡혀야 합니다. 모든 짐승의 배가 말랑말랑한 데는 이유가 있어요. 그런데 겉이 복근으로 딱딱해지면 유동적이어야 하는 배의 움직임이 제한돼요. 배가 잘 못 움직이니 안정되어야 할 허리 쪽으로 움직임이 일어나면서 통증이 오기 쉽습니다.

또 체형상 가슴을 웅크리고 살아도 허리가 아프기 쉬워요. 가슴을 펴지 않아 명치가 눌려 있으면 흉추 사이가 좁아지면서 척추 아래, 허리 쪽에 압박이 생깁니다. 컴퓨터를 많이 하고 스마트폰을 자주 보면 가슴을 웅크리는 자세가 고정되어버립니다. 그러니 가슴을 잘 펴주면 허리 통증 예방에도 효과가 있습니다. 이때 가슴은 앞이 아니라 하늘로, 위로 펴야 합니다. 척추가 길어지는 느낌으로, 그러나 허리가 긴장하지 않을 만큼.

"야! 합격했어!"

"친구한테서 연락이 왔어!"

"대표한테 칭찬받았어!"

"만세!"

이처럼 뭔가 뿌듯하고 기쁜 일이 생기면 자기도 모르게 가슴부터 올라가지 않던가요? 기쁠 때, 인정받고 사랑받을 때 우리는 가슴을 활짝 펴며 웃습니다.

가슴을 웅크리는 습관이 몸에 밴 사람은 가슴을 여는 요가 동작을 할 때 이상한 감정을 느끼기도 합니다. 평소에 우울한 사람이 갑자기 환하게 웃기도 하고 눈물을 잘 흘리지 않는 편인데 괜히 울컥하기도 합니다. 주의가 산만한 사람이 가슴을 펴면서 자기 자신으로부터 계속 도망 다니고 있었다는 자각을 하고는 갑자기 차분해지기도 합니다. 가슴을 펴는 동작을 깊게 들어가면 숨어 있는 감정과 만나게 돼요.

가슴 펴기는 자신의 감정적 문제를 돌아보고, 좋은 상태로 조율하게 합니다. 가슴을 잘 편 자세에서는 갈비뼈 사이에 있는 외부 늑간근이 수축됩니다. 늑간근이 깨어 있지 않은 대부분의 사람은 이렇게 있으면 너무 심하게 가슴을 내미는 듯한 느낌이 들어 어색하고 힘들어해요.

숙련된 발레리나나 요가 수련자를 보면 공작새처럼 가슴이 활짝 펴져 있고 어깨는 차분하게 아래로 내려가 있습니다. 가슴을 당당히 펴고 있지만 편안해 보이죠. 그들은 오랜 훈련으로 그 자세를 만들어오면서 자기감정까지 깊이 조율했을 거라고 미루어 짐작해봅니다.

두루두루 요긴한 가슴 펴기

정신과의사에게 환자 중에 웅크린 자세를 가진 사람이 많다는 이야기를 들었습니다. 그에게 요가에서 가슴 펴기의 원리와 그 의미를 설명하니까 무척 흥미롭게 듣더군요. 마음이 굉장히 힘들었던 때를 떠올려보세요. 바닥을 보고 웅크려 있지 않았나요?

우울할 때는 몸을 알파벳 C를 그리듯 둥그렇게 구부립니다. 요가할 때는 몸을 반대 방향의 Ɔ, 활처럼 바깥세상 쪽으로 뻗어요. 가슴을 펴고 있으면 우울한 생각을 하기가 어려워요. 가슴을 잘 편 상태에서는 척추 사이가 덜 눌려서 허리가 편안해지고, 자신도 몰랐던 맺힌 감정을 떨쳐낼 수도 있어요. 허리 건강만이 아니라 정신건강에 매우 좋은 자세입니다.

자세 이야기를 계속했는데, 꼭 훈련을 통해서만 가슴을 펼 수 있는 건 아닙니다. 임시 처방으로 무엇을 보느냐도 가슴 펴기에 영향을 끼쳐요. 가만 보면 아기들이나 화초, 동물 같은 좋아하는 대상을 볼 때 가슴이 무의식적으로 펴집니다. 시선을 어느 쪽으로 돌리며 사느냐가 돌고 돌아 허리에도 영향을 주는 셈이니, 참 신기합니다.

물론 허리병의 원인은 한 가지가 아니겠지요. 대표적으

로 신장의 기운 또는 체형의 문제를 살펴보았지만, 다른 요인이 더 있을 겁니다. 하지만 통증의 원인이 아무리 다양하고 복잡해도 허리 건강법은 의외로 단순해요.

- 무리하지 않는다.
- 자세를 바르게 한다.
- 기분 좋게 산다.

이것이 다입니다. 말하고 나니 너무 별것 없어 무색할 지경입니다.

그러면 어떻게 해야 무리하지 않고, 자세를 바르게, 기분 좋게 살 수 있을까요? 이 세 가지를 동시에 할 수 있는 한 가지 방법이 있어요. 바로 가슴 펴기입니다. 요즘 가슴 펼 일 많은가요? 중년부터는 사실 가슴 펴고 웃을 일이 많지 않아요. 인정받고 사랑받을 때 저절로 가슴이 펴지는데, 어른이 된 나를 누가 그리 칭찬해줄 것이며 사랑한다는 말은 또 얼마나 자주 들을 수 있을까요? 그러니 타인에게 기대기보다는 스스로를 돌봐야 합니다.

잠시 일을 멈추고 가슴을 펴볼까요?

양손에 깍지를 껴서 손바닥이 하늘을 향하도록 두 팔을 쭉 뻗어 올려볼까요? 팔을 귀 뒤로 최대한 넘기고, 가슴을 활짝 펴고, 온몸을 쭉 늘려봅니다. 가벼운 웃음을 머금어 보세요.

들숨 날숨을 열 번 정도 쉬고 제자리로 돌아오기를 틈날 때마다 반복합니다.

딱 한 가지 요가 동작을 택한다면: 부장가아사나

앉아서 일하거나 책 읽기를 즐기거나 컴퓨터 앞에서 일한다면, 또는 어깨가 안으로 말린 체형을 타고났다면 시간이 지날수록 어깨와 등이 둥그스름해질 확률이 높습니다. 여든 살이 넘어가면 아무리 관리를 잘했더라도 어느 정도 어깨가 안으로 말리고 등이 둥글고 가슴이 움츠러들고 고개도 약간 앞으로 나와 있곤 합니다.

이것이 무슨 뜻일까요? 나이가 들면서 몸이 앞으로 굽는다는 이야기입니다. 구부정하게 어깨가 말리고, 거북목이 되고, 가슴이 움츠러들고, 발을 끌며 걷는 것은 나이 듦의 지표예요.

아이들의 자세와 움직임을 보세요. 시시때때로 두 팔을 번쩍 들거나 몸을 위로 뻗고, 그것도 모자라서 점프까지 자주 합니다. 아이들은 걷지 않고 뜁니다. 자기 움직임의 범위를 계속 밖으로 확장하지요. 아이가 가슴을 펴지 못하고 동그랗게 말려 있거나 느릿느릿 걷는다면 무슨 문제가 생겼다는 표시죠.

이와 반대로 어른들은 아래쪽을 보며 뻗기보다는 수그립니다. 책임감을 수화로 표현할 때 어깨를 누르는 몸짓을 한다는 것을 아시나요? 어른들은 책임감 때문에 어깨가 눌려 안으로 말려들어갑니다.

그런 의미에서 만약 꼭 하나의 요가 동작만 해야 한다면 저는 부장가아사나를 추천합니다. 부장가아사나는 전통 요가의 가장 기본이 되는 자세입니다. 후굴 수련의 깊이를 보여주는 자세여서 요가 수행자인 제 마음속에서는 여전히 높은 산이기도 합니다.

부장가아사나에는 척추 건강의 거의 모든 것이 담겨 있어요. 이 동작을 가만히 보면 시간의 흐름을 거스르는 방향입니다. 어깨가 말리고 몸이 구부정하게 수그러지는 모양과 정반대거든요. 어깨를 펼쳐서 하늘을 보며 가슴을 계속 열어야 합니다. 이 자세는 노화를 늦출 뿐 아니라 스트레스를 줄여주는 효과가 있어요. 복부의 공간을 크게 늘려주기 때문에 소화가 잘되고, 허리통증을 개선하는 데도 도움이 됩니다.

이 자세는 심리 상태에도 영향을 끼칩니다. 책상에 오래 앉아 있는 편이거나 등과 어깨가 약간 오목한 체형이라면 처음에 이 동작을 오래 취하는 것이 낯설 수 있어요. 단지 힘들다는 느낌을 떠나서 자기에게 익숙한 자세와 크게 달라서 기분이 좋지 않을 수 있답니다. 마치 사람들 사이에 숨고 싶은 사람에게 자기소개를 시키는 것처럼 불편할 수 있어요.

몸의 자세에 따라 마음의 자세도 미묘하게 달라집니다. 이 자세는 좀 더 자기표현을 하게 만들고 자신감을 갖도록 마음을 움직입니다. 심신과학 교육자 앤 스완슨Ann Swanson은 "요가는 뇌가 작용하는 방식을 더 나은 쪽으로 바꾼다"[15]라고 말합니다. 몸의 자세로 마음의 긍정성을 찾는 행위가 곧 요가랍니다.

이 자세를 하루에 얼마나 하면 적당할까요? 처음엔 다섯 번 숨 쉬고 다시 엎드리기를 3세트에서 5세트 정도 합니다. 조금씩 늘려서 엎드렸다 가슴 펴고 숨쉬기를 10분쯤 할 수 있으면 좋습니다. 10분쯤을 허리 통증 없이 잘 버틸 수 있다면 구부정한 자세를 일단 멈춤 할 수 있습니다. 그리고 꾸준히 한다면 몸이 조금씩 반듯하게 펴져요.

저는 수련을 3일 이상 하지 못할 때에도 이 동작만큼은 꼭 합니다. 알아서 한다기보다 어깨가 무겁고 허리가 뻐근한 신호가 오기 때문입니다.

예전에는 어깨가 훨씬 더 굳어 있었고, 더 많이 앉아 있었으니 허리가 제법 아팠을 텐데도 오히려 통증에 둔감했습니다. 지금은 어깨와 허리가 뻐근한 느낌이 들면 '내 몸이 또 구부러지고 있구나. 노화의 신호다!' 하며 알아차립니다.

그러나 허리가 약하거나 어깨가 굳은 편이라면 이 자세를 할 때 주의해야 합니다. 이 동작은 단순해 보이지만 정말 쉽지 않거든요. 잘못 오래 버티다가 오히려 허리가 더 아플 수 있습니다. 실제 저도 체형 특성상 어깨가 말려 있고 뻣뻣해서 요가를 시작하고 몇 년이 지나서야 이 동작에서 말하는 가슴 여는 느낌을 확실하게 안 것 같아요. 타고난 체형이 그러하거나 초보자라면 어깨가 으쓱 하고 올라가지 않도록 힘을 뺀 다음 팔꿈치를 바닥에 대거나 구부려서 무리하지 않고 반복하기를 추천합니다. 조금 괜찮아졌을 때 팔꿈치를 살짝 들고 어깨는 계속 낮추어보세요.

부장가아사나 하는 법

1. 엎드려 눕는다.
2. 엎드린 상태에서 얼굴 옆으로 두 손을 펼친다. 이때 손가락 사이도 활짝 펼친다.
3. 다리를 골반 너비로 벌린다. 이때 발 뒤꿈치는 서로 벌어지지 않게 한다.
4. 팔꿈치가 벌어지지 않게 팔을 천천히 펴며 가슴은 하늘을 향하듯 상체를 들어올린다.
5. (목이 불편하지 않다면) 턱을 하늘 방향으로 올리고 코끝에 시선을 두거나 눈을 감고 숨 쉰다.

부장가아사나 10분 따라 하기

부장가아사나를 활용한 힐링 요가 30분

몸에 좋은 에너지를 채워요

동양의 고대 현자들은 인간의 생명력이 정精·기氣·신神에서 나온다고 했어요. '정·기·신'이 최초로 등장하는 문헌은 《황제내경》이에요. 《동의보감》도 '정·기·신'이라는 틀을 기준으로 편집되어 있습니다. "동의보감은 의서로서는 드물게 이 틀을 전면에 내세워 체계적으로 정리했다"[16]고 합니다. 허준 선생은 생명을 논할 때 정·기·신의 개념이 뼈대라고 보았나 봅니다.

《황제내경》에서는 정·기·신을 "우리 몸에 있는 세 가지 보물"이라고 소개합니다. 이러한 틀은 근대 서구 교육을 받은 우리에게는 낯설지만, 관념적이지 않고 몸과 삶이 바로 연결된다는 점에서 현대철학과 만나기도 해요.

우리 몸에 있는 세 가지 보물인 정·기·신은 삶의 알맹이는 무엇이며 어떻게 챙기며 살 수 있는지 명쾌하게 알려 줍니다.

미더운 음식을 먹어요

먼저, 우리 몸의 첫째 보물은 정입니다. '정은 몸의 근본精爲身本'이며 '인체를 구성하고 생명 활동을 유지하는 가장 기본적인 물질'이에요. 몸의 70퍼센트가 물이라고 현대 과학이 이야기하잖아요? 그 물이 정에 가까워요. 그렇지만 정이 물과 같지는 않고, 좀 더 복합적입니다. 정력에서의 정도 이 정인데, 생명력의 정수로서 인체의 근원 물질이라는 뜻이 있습니다.

가령 오장육부도 정으로 이루어져 있어요. '간肝의 정이 든든치 못하면 눈이 어지럽고 눈에 광채가 없다. 폐肺의 정이 부족하면 살이 빠진다'고 말하죠. 동양의학에서는 장기마다 관장하는 몸의 영역이 있다고 합니다. 정은 피와 살과 뼈를 이루는 물질적인 기초 요소예요. 타이완의 사상가 남회근 선생은 정에 대해서 오늘날 우리가 알아듣기 쉽게 이렇게 풀이합니다.

"전신의 세포가 모두 정이라고도 말할 수 있습니다. 이 때문에 세포 하나를 떼어내어 사람을 복제할 수 있는 것입니다."[17]

그런데 이 정은 둘로 나뉩니다. 부모로부터 물려받은 선천적 정과 후천적으로 형성되는 정이 있어요. 먼저 선천적으로 받은 정은 물을 주관하는 장기인 신장에 보존되어 있어요. 선천적 정은 새로이 생성되는 것이 아니기에 아껴야 합니다.

타고난 체력이 좋고 단단해 보이는 사람이 있지요? 《동의보감》의 틀에서 보면 타고난 정이 충만하다는 뜻이겠지요. 물려받은 정이 얼마나 꽉 차 있는지는 신장의 기운으로 봅니다. 배꼽 아래 하복부가 정의 저장고이거든요. 이곳은 생식 능력과도 관계가 깊습니다.

《동의보감》에는 '성욕을 절제하여 정액을 저장한다' '사람이 60세가 되면 정액을 간직하고 내보내지 말아야 한다' '40세 전에 성생활이 너무 지나치면 40세가 지나서 갑자기 기력이 쇠약해지는 것을 느끼게 된다'는 겁이 덜컥 나는 권고가 눈에 띄게 많아요. 다 타고난 정을 마구 쓰지 말라는 당부랍니다.

반면에 후천적인 정은 만들 수 있습니다. 우선은 먹는

것으로 만들 수 있어요. '미米'와 '청靑'을 합친 것이 정精입니다. 매일 먹는 음식 중 '청정한 것'이 정이 됩니다. 어떤 음식이 좋은 정이 될까요?

《동의보감》에서 후천적 정에 대한 대목을 두 개만 발췌해보았습니다.

> 〈소문素門〉에서는 "정이 부족한 경우에는 음식물로 보한다"라고 하였다. 그러나 달고 향기로운 맛을 가진 음식물은 정을 생기게 할 수 없고, 오직 담백한 맛을 가진 음식물이라야 정을 보할 수 있다. (…) 세상의 음식물 가운데서 오곡五穀만이 바른 맛을 가지고 있다. 그런데 맛이 담백한 음식과 오곡은 정을 가장 잘 길러줄 수 있다. 《진전》(원문을 쉽게 다듬어 씀)

담백한 맛, 그중에서도 오곡이 정을 길러준답니다. 오곡 하면 탄수화물, 탄수화물 하면 그저 살이 찌는 것으로 여기기 쉽고, 고단백 저탄수화물 식사가 워낙 각광받고 있다 보니 의아할 수 있습니다. 그런데 체지방과 근육량의 관점에서는 닭가슴살과 신선한 채소가 더 나을지 모르나 정을 기르는 관점으로 보면 오곡이 좋습니다. 음식으로 치유하는 분들도 같은 얘기를 해요. 그분들은 공통적으로 신선한 채소와 현미밥을 권하고, 단백질은 육류보다는 현미와 콩으로 섭취하는 게 낫다고 합니다.《황제내경》에는 오곡 사랑이 곳곳에 나옵니다. 요가의 고수들도 '밥'과 '오곡' 이야기를 꼭 하는 걸 보면, 좋은 정을 채우는 데 오곡이 좋다는 이야기는 일리 있다고 생각합니다.

우리 몸의 보물인 정을 채우는 음식이 정력에 좋은 식품이나 보약이 아니라 흔한 오곡이라니, 간단하게 시도해 볼 만한 식단 아닌가요?

기운이 좋은 곳으로 가요

우리 몸의 둘째 보물은 기입니다. 옛 철학자들은 모든 존재와 현상을 기가 모이고 흩어지는 것으로 봤어요.

"사람이 기 속에서 사는 것은 물고기가 물속에서 사는 것과 같다. 물이 흐리면 물고기가 여위듯 기가 흐리면 사람이 병든다."

명나라 의학서《만병회춘》에 나오는 말입니다. 물고기가 물에서 살듯 사람은 기 속에서 산다고 합니다. 세상에

텅 빈 공간은 비어 있는 게 아니고 기로 가득 차 있다고 보았습니다. 세상 모든 것이 기로 환원되는 인식체계가 너무 관념적으로 느껴진다면 일상으로 눈을 돌려보겠습니다.

"저 사람은 기가 보통이 아니다" "개 때문에 기가 빠진다니까" "기운 내" "기죽지 마" 이런 말을 흔히 씁니다. 가만 보면 기가 들어간 일상어가 정말 많습니다. 기분氣分, 생기生氣, 인기人氣, 공기空氣, 용기勇氣 등. 동물적 감각이나 직감의 영역도 기라는 낱말 하나면 충족이 되곤 해요. 우리는 새로운 사람과 낯선 공간을 만나면 기가 좋은지 나쁜지를 살피고, 생기를 좇고 살기殺氣는 피하며 살아요. 또 인기 있는 사람과 장소에 끌리고 왠지 냉기冷氣가 감도는 곳에는 잘 가지 않습니다. 딱히 설명하기 어렵지만 다들 기가 무얼 뜻하는지 알고, 기에 따라 반응하며 삽니다.

새해가 되면 좋은 기를 받아야 한다며 일출을 보러 가고, 요즘 가장 인기 있는 아티스트의 공연을 보러 가서 그 열기를 함께 나눕니다. 무기력할 때는 새벽시장에 가서 상인들을 보고 활기를 얻으라고 조언하기도 하죠. 등산을 좋아하는 분들은 무슨 산이 기가 세다, 좋다 하면서 다니더군요. 요가하는 사람들도 여기 에너지가 좋네, 그 선생님 에너지가 좋네 등 '에너지 타령'을 많이 합니다.

몸을 많이 쓰고 자연을 가까이하는 사람들은 좋은 기운에 예민하고, 그런 기운을 받으려 합니다. 요가 선생님들은 대부분 자연을 좋아해요. 닫힌 공간보다는 밝은 햇빛이 있는 산과 공원, 강, 조용한 골목을 좋아합니다.

지난 추석에 부모님을 모시고 유명 식당과 대형 카페에 갔는데, 너무 시끄럽고 정신이 없어서 얼마 못 있고 나왔습니다. 괜한 돈만 썼다며 후회했죠. 그런데 우연히 근처에서 작은 공원을 발견하고 그곳에 갔더니 정말 좋더라고요. 처음부터 여기 올걸 싶었습니다. 좋은 추억을 이야기할 때면 자연에서 한가롭게 보낸 시간이 꼭 등장하지 않나요. 그런 고즈넉한 분위기와 대화가 그림처럼 마음에 남는 것 같습니다. 자리를 옮기고서야 아까 그 도떼기시장 같은 곳으로 몰려나온 사람들이, 좀 전까지 거기 있었던 우리가 좀 안됐다는 이야기를 했습니다. 우리는 그곳에서 좋은 기운을 빼앗겼고, 작은 공원에서는 좋은 기운을 채웠어요.

어딜 갈까, 누굴 만날까, 무얼 먹을까 같은 일상 속 고민은 결국 어떤 기와 섞이고 싶은가를 묻는 일입니다.

어디에 가면 좋을까요?

좋은 기가 있는 곳이요.

누굴 만나면 좋을까요?

좋은 기를 가진 사람이요.

무얼 먹으면 좋을까요?

좋은 기가 담긴 음식이요.

좋은 기운을 받아서 무얼 하려고요?

좋은 기운을 나누려고요.

매우 간단하지만 잊어버리기 쉬운 건강한 삶의 체크 리스트랍니다.

눈빛을 지켜요

우리 몸의 세 가지 보물 중 마지막은 신神입니다. 신은 오늘날 말하는 정신작용에 가까운 말입니다. 정신精神이라는 낱말도 정·기·신에서 정과 신의 조합으로 나온 말이랍니다. 신은 무당이나 예술가를 보고 '신이 들어왔다' '신들렸다' 하는 표현에도 남아 있습니다.

신을 가장 잘 볼 수 있는 몸의 부위는 눈이에요. 《동의보감》 〈내경편〉에 보면 "소자邵子는 '하늘의 신은 해에서 나오고 사람의 신은 눈에서 나온다'고 하였다. 나(허준)

의 생각에는 눈이 가는 곳에 마음도 가게 된다"라고 했죠. 의사라면 중환자의 눈이 빛나는지를 보고 삶의 의지를 판단합니다. 형사라면 용의자가 거짓말을 하는지 눈빛을 유심히 살핍니다. 성형외과 의사는 눈빛은 성형이 되지 않는다고 말하죠. 멋진 눈빛은 마음으로 만들어집니다.

신이 잘 깃들어 있는지는 눈빛에서 드러난다고 하니, 우리가 잘 지켜야 하는 마지막 보물은 눈빛입니다. 저는 20년쯤 전에 사이비 종교단체에서 간신히 빠져나온 사람의 눈빛을 본 적이 있는데 아직도 그 묘하게 이상했던 느낌이 기억납니다. 그 사람의 눈빛을 보고 사람의 정신이란 어쩌면 꽤 쉽게 지배되는 게 아닐까 싶어서 소름이 끼쳤습니다.

일상에서 다들 눈빛 간수 잘하고 계신가요? 솔직히 쉽지는 않을 겁니다. 술에 취했을 때, 게임이나 SNS에 빠져 있을 때, 우울할 때는 누구나 눈빛이 흐려져요. 몹시 화가 났을 때도 눈에 뵈는 게 없다는 표현처럼 눈을 떠도 감은 상태가 되어버리죠. 그런가 하면 매우 강한 정치나 종교적 신념을 주장할 때면 자신도 모르게 눈빛에 광기가 서리기도 하지요.

돌아보면 잘생긴 눈을 본 적은 많은데 눈빛이 좋다고 느껴지는 경우는 흔치 않습니다. 어쩌면 우리에게 진짜 필요한 외모 관리는 눈빛 같아요. 사람은 자기 눈빛을 영원히 볼 수 없죠. 거울을 볼 때의 내 눈빛은 타인을 볼 때의 내 눈빛과 다를 테니까요. 따라서 우리는 타인의 눈빛을 통해서 배울 수밖에 없습니다.

저는 요가 수업이든 명상 수업이든 끝나고 인사할 때마다 사람들의 빛나는 눈빛을 봅니다. 분명 지치고 멍한 눈으로 수업에 들어온 이들도 자기몰입의 시간을 갖고 나서는 '예외 없이' 빛나는 눈으로 바뀌어 있습니다. 비록 일상으로 돌아가면 이내 없어질지언정 나를 위한 시간을 갖고, 마음을 편안히 하고, 그 자체로 감사한 마음을 내는 순간에 우리의 눈은 빛나게 되어 있답니다.

저는 생각합니다. '아, 신이 제자리에 들어와 있을 때 사람의 눈은 빛으로 답하는구나.'

오롯한 시간, 편안한 마음, 감사, 이 세 가지는 여러분도 지금 여기에 바로 불러올 수 있지 않나요?

내가 통제할 수 있는 작은 습관들

지난 몇 년 동안 '바이러스'라는 낱말에 매우 익숙해졌습니다. 바이러스가 어떤 방식으로 증식하고 인류와 공존해왔는지 지식도 생겼고요. 코로나19 팬데믹 기간에는 이런 이야기들이 많았어요. 인공지능도 만들고 새 우주망원경까지 쏘아올린 마당에 인류는 왜 바이러스 하나 퇴치 못해서 절절맬까? 바이러스는 과연 인류를 위협하는 최대의 적인가?

그런데 빌 브라이슨Bill Bryson의 《바디》에서 재미난 이야기가 보였습니다.

2011년, 인류는 한 흥미로운 역사적인 이정표를 지났다.

> 인류 역사상 처음으로, 전 세계에서 심장정지, 뇌졸중, 당뇨병 등 비감염성 질환으로 사망한 사람의 수가 감염병 사망자를 더한 수보다 많았다. 우리는 다른 원인들보다 생활습관으로 죽을 가능성이 더 높은 시대를 살고 있다.[18]

10년도 넘게 비감염성 질환으로 사망한 사람이 감염성 질환으로 사망한 사람보다 더 많답니다. 코로나19 팬데믹 이후로도 과연 그럴까 의문이 잠깐 들었지만, 굳이 통계를 보지 않아도 알 것 같아요.

결국은 습관 싸움

코로나19가 세계적으로 수많은 사망자를 냈지만, 성인병으로 매해 죽는 사람과 비교할 수 있을까요? 실제로는 생활습관이 우릴 가장 많이 죽게 합니다. 빌 브라이슨의 표현대로 사람들은 생활습관으로 "어떻게 죽을지를 스스로 선택하는 셈"이며, 그것은 "별 생각 없이, 깨닫지도 못한 채 하는 선택"이에요.

그런 의미에서 일반적으로 가장 많은 사인은 자살이라

고 해도 말이 될 것 같습니다. 엄밀하게 이야기하면 나도 모르게 나를 조금씩 죽이는 선택을 하고 있다는 얘기입니다. 해로운 먹을거리(지나친 술·담배·커피·소금과 모든 환경 호르몬)와 해로운 생활습관(운동 부족·과로 등), 해로운 마음 습관(분노·불안·우울·질투·집착 등)이 바로 그 주범이죠. 이 해로운 습관들은 나를 아주 조금씩 느리게 죽이고 있으니까요.

책의 말미에 조금은 섬뜩한 이야기를 꺼낸 이유는 각성과 희망 때문이에요. 다시 생각해보면 나를 죽이고 살리는 일이 내 생활습관과 마음 습관에 달려 있다는 말도 되니까요.

크리스티안 노스럽Christiane Northrup 박사는 우리가 7년마다 몸이 완전히 바뀔 수 있는 시스템을 갖고 있음에도 "우리의 의식이 과거에 고착되어" 어제와 같은 오늘의 세포를 만들고 있다고 지적했어요.

> 정확히 말하면 세포를 만드는 우리의 의식이 과거에 고착되어 과거를 탈피하지 못하고 과거와 똑같은 패턴의 세포를 계속 만들어 가는 것이다.[19]

몸이 7년마다 새로 탈바꿈한다, 모든 세포가 7년마다 완전히 교체된다는 사실은 이미 과학적으로 밝혀졌습니다. 그럼에도 우리는 7년마다 새 몸, 새 마음이 되는 줄 미처 몰라요. 왜냐하면 우리 마음(의식)이 과거의 나와 똑같다고 여기며 같은 세포를 복제하고 있기 때문이에요.

노스럽 박사는 "우리가 의식에 변화를 주면 세포는 자동적으로 변하며 삶까지도 바뀐다"라고 말합니다. 좀 더 풀어 말하면 이렇습니다. 나를 살리는 선택들을 하겠다고 마음을 내고 그 선택들을 실천해나가면 얼마든지 새 몸 새 마음이 될 수 있어요.

습관은 또 하나의 거대한 주제이지만, 여기서는 한 가지만 기억하면 좋겠습니다. 책을 덮은 다음 펼쳐지는 우리의 삶에서는 습관만 오롯이 남아서 내 몸과 마음에 영향을 끼친다는 사실이에요.

영국의 리시 수낵Rishi Sunak 총리는 얼마 전에 담배 구입 가능 연령을 한 살씩 올려서 2030세대의 흡연을 차츰 사라지게 할 계획을 세웠습니다. 2009년 이후 출생자부터는 담배를 구매할 수 없도록 하는 것이 목표라고 밝혔죠. 실제로 가능할지 모르겠지만, 유일하게 합법화된 마약이 담배이니만큼 이런 움직임은 계속 일어날 것 같아요. 어떤 정부든 국민건강을 이유로 담배 소비량을 줄이겠다고 발표하지만, 실질적인 이유는 천문학적인 의료비 지출 때문입니다.

흡연과 건강의 연관성은 두말할 필요도 없이 입증되었는데도 왜 사람들은 나쁜 습관을 버리지 못할까요? 그 이유는 좋은 습관이든 나쁜 습관이든 그 결과가 몸에 나타나는 시기는 최소 1년에서 20~30년 뒤이기 때문입니다. 어떤 습관은 그 기간이 너무 긴 바람에 인과관계가 체감되지 않습니다. 흡연의 경우에는 결과가 너무 뒤에 나타나니까 머리로는 알아도 속으로는 '괜찮을 거야. 아직은 아닐 거야. 나는 아닐 거야' 하며 인과관계를 부정하거나 무시하는 거예요.

저 역시도 요가가 건강이 좋아지는 습관이었다는 것을 체감하기까지, 다시 말해 인과관계를 내 삶에서 확인하는 데까지 10년이 걸린 걸 보면 인과관계를 잘 알기가 생각보다 어려운 일임에 틀림없습니다.

인과관계에 아직은 어두운 우리이지만, 남은 과제가 무엇인지는 알 수 있습니다. 좋지 않은 습관은 하나씩 버리고, 좋은 습관은 하나씩 만들어가는 수밖에 없습니다. 톨스토이는 "우리는 지식이 많을수록 잘 살 수 있다고 생각한다. 하지만 많이 아는 것은 꼭 필요한 몇 가지를 아는 것만 못하다"라고 했죠. 건강에 관해서도 너무 많은 정보를 습득하는 것보다 몇 가지를 정해 꾸준히 실천해서 내 삶에 변화를 일으키는 게 중요합니다.

끝으로 조용하고 느리지만 좋은 변화를 가져올 수 있는 작은 습관들을 소개할게요. 이는 단지 몸만이 아니라 마음에도 좋게 작용하는 습관이랍니다.

새로운 식습관을 하나 만들어봐요

붓다는 제자들에게 높은 수행 단계에서 음식의 적정량을 알라는 지침을 주었습니다. 높은 단계에서 주는 지침 치고는 가벼운 내용이라 좀 의아했습니다. 그런데 저 자신을 관찰할수록 점점 뚜렷하게 느끼고 있어요. 음식을 향한 욕구를 조절하려면 수행이 많이 필요하다는 사실을 말이에요. 음식의 적정량을 알고 올바른 음식을 먹는 일은 전문 수행자들에게도 어렵습니다. 하물며 우리는 어떻겠습니까?

스트레스를 받으면 많이 먹고, 먹방을 보다가 따라 먹습니다. 반대로 어떤 이들은 스트레스를 받으면 거의 먹지 않기도 합니다. 어떤 일이 생기든 늘 적절하게 먹고, 고마워하는 마음을 갖는 게 왜 이리 어려울까요? 음식 앞에서만큼은 욕망이 가감 없이 바로 드러납니다.

일상을 관찰해보면 감각적 자극을 많이 받고 마음이 허기질 때 자극적인 음식을 찾습니다. '단 게 당겨' '기름진 게 좋아' '매운 거 먹고 싶어'라고 생각할 때 자신의 상황을 보면 알 수 있죠. 호르몬이나 피로감 때문이 아니라면 감각적 자극을 많이 경험하면서 심적 동요가 많았던 거예요.

따라서 식단만 잘 계획한다고 해서 좋은 식습관을 유지하기란 어렵습니다. 마음이 편안해야 하고, 운동으로 에너지를 많이 써야 하고, 스트레스를 적게 받아야 확실한 변화가 올 거예요. 다만 이것은 장기적인 목표이고, 시작은 아주 작은 것부터 하면 됩니다.

먼저 지속할 만한 자기만의 좋은 식습관 한 가지를 마련하세요. 저는 해독주스를 5년째 꾸준히 만들어 먹고 있는데, 심리적으로는 '하루치 채소는 먹었다' 하는 안도감을 주고 탄수화물만 너무 많이 먹는다는 죄책감을 씻어주는 효과가 있습니다. 그리고 손수 만들어 먹어야 하니까 부지런해져요. 사실 꼬박꼬박 먹는 음식 하나로 몸이 실제로 좋아지려면 긴 시간이 걸리게 마련입니다. 아예 모든 식단을 바꾸고 운동을 병행하지 않는 이상은요. 그래서 실제로 효과가 나타나는 것보다는 정서적 안정, 보람에 초점을 두면서 실행합니다. 모든 게 그렇게 마음먹어야 오래 할 수 있고 효과도 따라온답니다.

좋은 식습관을 시도하는 것이 거창하게 느껴질 수 있어요. 가장 손쉽게 할 수 있는 비타민이나 영양보충제 먹기 정도가 떠오를지 모릅니다. 하지만 그보다는 조금 더 수고로움이 들어가는 것을 골랐으면 좋겠습니다. 너무 번거로우면 작심삼일로 끝날 수 있으니 지속 가능할 정도의 수고로움을 골라봅시다.

약간의 수고로움이 지속하는 힘을 길러준다는 사실을 알고 있나요? 간편하고 쉬우면 다 좋을 것 같지만, 현실은 그렇지 않습니다. 오히려 간편하고 쉬울수록 쉽게 그만두고 잊어버리기 쉬워요. 수고로움은 몸이 기억하는 일이기 때문에 뜻밖에도 습관을 들이기에 유리하죠.

아는 분 중에 바빠서 집에 즉석밥을 쟁여놓고 먹던 분이 유기농 현미와 잡곡을 사서 밥을 해먹기 시작했다고 했어요. 반찬은 사먹지만 이제 밥은 해먹기로 했다고 해서 제가 "와, 좋은 시도예요!"라고 했더니 '씻어 나온 쌀'이 있어서 손에 물도 묻히지 않는다며 웃더군요.

그러면 또 어떤가요? 어쨌든 약간의 수고로움을 더했고, 쓰레기도 덜 나오고, 몸에도 좋고, 농가도 살리고, 무엇보다 좋은 식습관 한 가지가 탄생합니다.

요가 강사들은 수련과 수업 시간 때문에 하루에 16시간 정도 공복을 유지하는 경우가 많습니다. 다이어트 때문이 아니라 직업적 환경 때문에 그리할 뿐입니다. 간헐적 단식이 언론에 처음 소개되었을 땐 "어? 우리가 하는 거잖아!"라며 전혀 신기해하지 않았습니다. 간헐적 단식에서는 공복인 16시간 동안 물만 허용합니다. 저는 그 시간에 다른 음료(우유 들어간 커피 포함)도 마셔요. 위의 연동운동을 일으키는 음식은 먹지 않는 것이죠. 그 시간을 제외하고는 매우 잘 먹습니다.

청정한 건강식만 챙겨 먹을 여유가 없는 생활인이기 때문에 가리지 않고 잘 먹지만, 적정선은 있습니다. 육고기는 먹지 않는 편이고, 음식을 해서 먹을 경우에는 재료에 좀 신경을 쓰고 복잡한 요리법을 좋아하지 않아요. 그러나 이동이 많은 직업이어서 편의점에서 사 먹는 김밥이나 컵라면, 삼각김밥은 제 친구입니다. 한때는 비건, 유기농 음식에 남 몰래 집착하던 시절이 있었는데 어느 순간에 너무 사치스럽다고 느꼈습니다. 실제로 비싼 음식을 먹어서가 아니라 저의 태도가 실은 허영에 차 있음을 깨달았거든요.

그래서 지금은 무얼 먹을지 선택할 여유가 있다면 환경을 덜 파괴하면서 나한테 좋은 걸 먹고, 선택지가 없거나 바쁘면 아무것이나 먹습니다. '양을 좀 줄여야 하는데' '우유는 언제 끊지' '탄수화물을 많이 먹었네' 같은 반성을 종종 합니다만 이대로도 괜찮다고 생각합니다.

정리하면 내 식습관이 어떠한가 한번 돌아보고, 자기 스타일을 존중하는 선에서 시도해볼 만한 새로운 식습관을 찾아보길 권합니다. 우선은 욕심 낼 것도 없이 딱 한 가지만 잡아서 실천해봅니다. 여러분은 식탁에 어떤 작은 수고로움 하나를 더해보시겠어요?

한밤에는 눈 단식을 합니다

미셸 투르니에Michel Tournier는 '눈만 포식'하는 현대인의 습관에 대해서 이야기한 적이 있죠.

> 온갖 영상들의 급속한 인플레이션이 전개되고 있다. 잡지, 영화, 텔레비전이 눈만 포식하게 하고 인간의 그 나머지 감각들은 무용지물로 만든다. 오늘날의 인간은 입마개 쓰고 팔 잘린 채 신기루들이 가득 찬 궁전 속을 어

슬렁거리고 있다.[20]

오늘도 온종일 신기루를 좇아 어슬렁거렸나요? 조금 전까지 가만히 앉거나 누워 그저 뭔가를 보면서 나머지 감각을 무용지물로 만들고 있었나요?

보통 명상 수행처에서는 명상에 들어가기 전에 휴대폰을 모두 수거합니다. 며칠이나 휴대폰 없이 살아야 하니 그 지침을 굉장히 불쾌해하는 사람이 있는가 하면 수행을 마치고 나서 "폰이 없으니까 너무 자유로웠어요!"라고 하는 사람도 있답니다. 뜻밖에도 청년들이 그런 이야기를 많이 해요.

세상에 얼마나 휴대폰 때문에 시달렸으면 휴대폰이 없다고 자유까지 느낄까요?

그렇다고 여러분에게 수행처에 들어가듯이 집에서 휴대폰을 켜지 말라고 권할 수는 없어요. 다만 한밤에는 눈을 좀 쉬어주라고 하고 싶습니다. 소리만 들으며 잠들 수 있는 콘텐츠를 고르고 조금 일찍 잠자리에 드는 방법을 추천해요.

명상을 즐기지 않는 이들에게 소리까지 없으면 마음이 이리저리 날뛰는 상태를 감당하기 어려울 겁니다. 그러니

소리는 허용하기로 해요. 다만 백색소음이나 수면 유도 음악은 제외합니다. 이 방법은 단순히 불면증에 좋은 방법이 아니고 생각이 많고 콘텐츠를 즐기는 사람들을 위한 것이거든요.

처음에는 약간 흥미로운 내용이었다가 이내 어렵거나 지루해져 도피하듯 잠으로 떨어지게 하는 콘텐츠를 고르는 게 좋습니다.

오디오 소설이나 영화 리뷰처럼 감정을 이입해야 하거나 흥미진진하거나 좋아하는 연예인이 나오는 영상은 권하지 않습니다. 그렇다고 너무 흥미가 떨어지는 콘텐츠나 ASMR을 틀어놓으면 생각이 더 많아질 수도 있으니, 최신 과학이나 환경, 생태 소식처럼 지적 욕구를 채워줄 듯하다가 어렵거나 지루해지는 콘텐츠가 제격입니다.

그런 콘텐츠를 골라 소리를 작게 해서 들으면 일찍 잠이 듭니다. 눈으로 정보를 집어넣으면서 생각을 계속 일으키는 굴레에서 벗어나는 습관을 들일 수 있을 거예요.

"생각을 즐기려거든 차라리 잠을 자라."

붓다가 제자들에게 가르친 마음을 닦는 방법이랍니다.

자세를 잡아주는 세 군데의 안전장치

요가인들은 이렇게 생각합니다.

'내 몸은 내가 고쳐가며 살겠어.'

몇 번쯤 그렇게 생각하는 정도가 아니라 비장하게 다짐까지 합니다. 내 몸에 관한 한 가장 권위 있는 전문가가 되겠다는 거죠. 앞에서도 말했지만 요가의 대가라 해도 큰 병에 걸릴 수 있습니다. 그때가 언제일지, 어떤 병일지 지금 모를 뿐이죠. 내가 통제할 수 있는 영역은 작은 습관들이고, 이로써 막을 수 있는 것은 소소한 병과 통증들이에요. 다만 작은 습관들이라 해서 게을리하거나 아예 무관심하면 큰 병이 더 빨리, 더 거세게 닥칠 수 있어요. 이것이 작은 습관의 역설입니다. 작은 습관과 작은 노력은 결코 작지 않습니다.

요가 수업에서 선생님들이 입버릇처럼 달고 사는 말이 있습니다. '반다'라는 말인데, 산스크리트어로 '반다bandha'는 '잠그다, 조이다'라는 뜻입니다. 주로 세 군데의 반다를 강조하는데, 적어도 이곳들만큼은 꼭 조이고 있어야 자세가 반듯해지고 에너지가 잘 새어나가지 않는다는 고대부터 내려온 지침이라고 보면 됩니다.

- 회음부와 항문 괄약근 조이기
- 배꼽 당기기
- 턱 끝 당기기

요가 수련자들은 이 반다에 대해서는 익숙하게 알고 있습니다. 그러나 요가를 하면서도 잘 잊어버리고, 하지 않는다고 해서 티도 나지 않습니다. 이 반다를 잠그는 데는 요가할 때만이 아니라 '언제나'라는 전제가 따라와요. 요가를 하는 중에도 잘 잊어버리는데 요가를 하지 않는 대부분의 시간인 일상에서는 어떻겠습니까.

저 역시 아사나(요가 동작)를 하면서도 이 기본을 자주 간과했습니다. 너무 기본이라서 중요한지도 몰랐다가 실제로 도움을 많이 받으면서 '역시 모든 공부는 기본이 중요하다'는 사실을 확인했습니다. 제 경우에는 요가 수련하다가 허리를 다친 적이 많아서 치료도 많이 받았고, 그때마다 동작의 잘못된 정렬법을 다시 배우기도 하는데, 그러면서 배꼽 당기기의 위력을 알았습니다.

허리 통증을 줄이는 가장 좋은 약은 배꼽 당기기의 생활화였습니다. 누웠다가 일어날 때, 앉았다 일어날 때, 오래 서 있어야 할 때 등 배꼽을 척추 방향으로 가볍게 당기는 힘을 유지하면 허리 통증도 막아주고 속복근도 늘어납니다. 처음에는 배꼽을 당긴다는 느낌을 찾을 수가 없어서 아랫배에 힘을 주는 느낌으로 먼저 감지될 수 있어요. 그렇게 시작해도 괜찮습니다. 일상에서 배꼽을 아주 살짝 당기고 그 힘을 언제든(기억날 때마다) 유지해보세요.

턱 끝 당기기의 위력은 거북목이 심해져서 병원 신세를 지고 온갖 고통을 겪고서야 알았습니다. 저 역시 평소에는 턱 끝이 위로 자주 들리고, 스마트폰을 보거나 노트북으로 작업할 때는 목이 앞으로 쭉 나와 있곤 합니다. 요가 강사들은 자세가 반듯해서 척추나 관절에 문제가 없을 것 같지만 디스크나 골반의 불균형, 거북목, 둥근 어깨, 고관절이나 무릎 관절의 불편 가운데 두세 가지 문제는 많이들 갖고 있습니다. 물론 치료나 수술을 받아야 할 만큼 심한 불균형은 아니어서 요가로 치료하며 살지만, 요가를 하더라도 불균형과 불편들은 계속 함께합니다.

몸을 다룰수록 몸이 완벽하게 반듯해질 수도, 통증이 없을 수도 없다는 사실을 잘 알게 됩니다. 대신에 다스려가면서 살 수 있다는 지혜를 얻죠. 예를 들면 디스크를 안고도 잘 살 수 있답니다. 몸의 순환을 좋게 하고, 주변 근육의 힘을 키우는 방식으로 보완할 수 있거든요.

거울에 비친 자기 옆모습을 보면서 머리가 앞으로 쭉

나와 있다면 머리를 제자리로 당겨놓고, 뒷목이 길어지게 턱을 쇄골 방향으로 살짝 당겨보세요. 일상에서 수시로 목과 턱 끝을 제자리로 가져와봅니다.

마지막으로 요가에서는 회음부와 항문 괄약근 조이기도 언제나 하라고 합니다. 아마도 이 반다는 나이가 꽤 들어서야 그 위력을 알 수 있을 것 같습니다. 다만 그때 '역시 기본이 제일 중요한 거였어. 요가 수련을 하면서도 이 기본을 무시했었네!' 하고 반성하지 않기를 바랍니다.

요기들이 5,000년 넘도록 전수해온 '몸해력'의 알맹이는 온갖 우아하고 독특한 동작들에 앞서 이 세 가지 반다의 생활화입니다. 회음부와 항문 괄약근 조이기, 배꼽 당기기, 턱 끝 당기기. 이 세 가지를 습관으로 만든다면 자세도 반듯해지고 통증도 예방하고 에너지도 새어나가지 않을 거예요. 반다는 어렵지 않고, 강한 힘도 필요하지 않아요. 아주 살짝 당기는 힘만 지속하면 되는데, 이렇게 작은 행위가 우리 몸의 안전장치가 된다니, 얼마나 다행인가요.

이따금 몸을 생각해요

"전 처음에는 몸이 없다는 데 콤플렉스를 느꼈어요. 근데 생각이 바뀌었어요. 몸이 있어 뭐 하겠어요? 죽기밖에 더 하겠어요? 하하하……."

영화 〈그녀HER〉에서 OS 사만다는 수다를 떨다가 말실수를 하고 말죠. 테오도르와 그의 친구들이 소풍 나온 자리였어요. 사만다의 농담에 세 인간들은 웃다가 멈칫하죠. 그렇구나, 몸이 있는 건 콤플렉스, 인간을 매우 사소하게 만드는 요인이구나!

몸이 없는 사만다는 거칠 게 없어요. 이유 없는 반항을 하거나 사랑의 열병을 앓는 등 호르몬의 마술에 걸리지 않으며 슬럼프에도 빠지지 않아요. 이 지적인 존재는 지식은 물론이고 감정까지 학습해서 사랑도 느낄 줄 알죠.

사람은 OS에게는 필요 없는 온갖 사소한 기술을 몸으로 익혀야 해서 일생이 고달픕니다. 태어날 때부터 젖병을 손에 쥐는 법, 기저귀 떼기, 걸음마도 몇천 번은 연습해서 배웠고요. 날뛰는 호르몬 탓에 어쩔 줄 모르는 여러 '시기'(사춘기, 청년기, 갱년기……)를 차례차례 거치는 것은 물론이고, 아프고 나이 들어가고 끝내는 죽음도 맞아야 합니다. 혹시 이런 생각을 해본 적이 있나요?

'몸을 빼면 훨씬 더 완벽하게 살 텐데!'

스티븐 호킹Stephen Hawking은 삶에서 몸을 많이 배제하고 살았던 인물이죠. 세기의 천재였지만, 청년 시절부터 몸이 거의 마비된 채로 삶의 대부분을 휠체어에서 보냈습니다. 그는 이런 농담을 천연덕스럽게 던지곤 했다죠.

"이렇게 사니까 골프 안 쳐도 돼서 좋아요!"

작가 아모스 오즈Amos Oz는 이렇게 말했습니다.

"저는 그냥 책이 되고 싶어요."

호킹과 오즈는 몸을 가진 인간으로서의 한계를 우아하게 표현했습니다. 우리도 몸을 가진 한계를 느끼지만, 아마도 천재들은 훨씬 더 크게 느낄 것 같아요. 보통 사람은 경험할 수 없는 '인간이란 존재를 초월하는 어떤 경지'를 이따금 체험하는 그들에게는 한낱 몸에 묶여 있는 인간의 한계가 더 잘 보이지 않을까요?

그래서 또 다른 한 천재는 이렇게 하소연하기도 했습니다.

"사람들은 나이 들어가는 데 이런저런 좋은 점을 이야기하지만, 왜 나이가 들어야 하고 늙어가야 하죠? 사실 전혀 이해할 수 없어요."

이 천재는 심리학자와 상담하며 자신의 고민을 솔직하

게 털어놓았어요. 저는 이 이야기에 전적으로 공감합니다. 사실 나이 들어가면서 마음의 여유가 생긴다는 말은 그저 자기위안이 아닐까? 마음은 언제나 청춘이라는 말 또한 서글프게 들려요. 몸이 언제나 청춘이면 얼마나 좋을까요?

이렇게 나이 들고 죽어가는 것을 전혀 이해할 수 없었던 그 천재는 바로 40대에 접어든 마이클 잭슨Michael Jackson이었어요(그의 사후에 이 내용을 공개한 심리학자는 욕을 먹었답니다. 아무리 사후라지만 내담자의 이야기를 공개했기 때문이에요).

천재들은 신이 내린 재능에는 경의를 표했지만, 함께 내린 몸에 관해서는 머뭇거렸습니다. 천재인 자신 역시 보잘것없는 나약한 사람임을 드러내는 지표가 몸이 아프고 병들고 늙고 죽는 것이니까요. 몸이란 나의 한계를 적나라하게 보여줍니다.

세기의 미인도 결국에는 늙어요. 그들이 늙어갈 때 겪는 괴로움을 평범한 우리는 상상하기 어렵습니다. 거울을 보면서 한때 가졌던 엄청난 보석들을 해마다 도둑맞고 있다고 느낀다면 그 상실감이 어떨까요? 우린 소박한 외모를 타고난 데에 고마워해야 합니다. 농담이 아니에요.

인간의 한계를 뛰어넘는 체력과 기술을 가진 운동선수도 이길 수 없는 병이 들고 끝내는 죽어요. 장담컨대 지금의 억만장자들도 백퍼센트 죽습니다. 몸을 데리고 사는 존재로서의 성찰은 우리의 거친 욕망을 거침없이 깨부숩니다.

그래서 몸은 마음공부를 하기에 안성맞춤한 대상이에요.

붓다 하면 "삶은 고통, 그것은 생로병사가 있기 때문"이라는 말이 먼저 떠오릅니다. 붓다는 몸의 주기(태어나고 자라고 병들고 늙어가고 죽는)에 얽매여 있는 것 자체가 인생을 궁극적으로 괴롭게 만드는 굴레라고 보았어요. 이는 '인생의 큰 우환은 몸이 있는 것'이라던 노자의 통찰과 닮았습니다.

붓다는 제자들에게 열반으로 가기 위한 수업으로 '몸'을 관찰하라고 했습니다. 살면서 괴로운 이유가 몸을 향한 애착과 관련이 깊다는 사실을 깨우쳐주기 위해서였지요. 그러고는 몸이란 언젠가 벗어버릴 대상이라는 사실을 늘 기억하게 했습니다.

몸, 삶, 죽음, 이런 이야기는 꼭 노년을 바라보는 나이에 해야 할 것 같지 않나요? 그렇지 않아요. 오히려 젊을수록 몸의 실체란 무엇인가, 몸을 데리고 살아가는 일이란 무엇인가, 죽음은 무엇인가, 이런 명상을 하면 분명히 더 나은 삶을 살 수 있어요.

몸, 삶, 죽음을 숙고하는 일은 염세가 아니라 지혜를 싹트게 합니다. 몸을 데리고 사는 인간으로서의 한계를 명확히 알수록 오늘을 잘 살아보자는 마음이 생겨나기도 하죠. 몸을 데리고 사는 삶의 고단함을 이따금 이해해본다면, 무얼 그리 집착하나 한번 돌아볼 수 있습니다.

진짜 가벼운 마음은 깊은 무거움을 이해할 때 길러질지 몰라요. 그래서 여러분에게 추천하는 마지막 습관은 몸과 삶, 죽음에 대한 사유입니다. 그 어떤 몸과 마음 관리보다 중요한 이야기이지만, 쉽게 꺼내기는 힘든 주제여서 긴 여정을 마무리하며 살짝 꺼내봅니다.

시간의 동그라미를 따라 걸으며

외할머니와 엄마가 함께 걸어가는 뒷모습을 보고 웃었던 적이 있어요. 어쩜 저렇게 똑같을 수 있지? 그때 외할머니가 여든 살 즈음이었고, 엄마는 50대 후반 이었어요.

부모와 자식은 나이 들수록 닮아간다는 이야기를 들어 보셨나요? 얼굴 생김새나 체형만이 아니라 유독 걸음걸이에서 유전자의 위력을 느끼곤 합니다. 걷는 자세는 거의 부모를 닮아요. 부모와 체형이 비슷한 이유도 있지만, 아이 때부터 부모를 흉내 내면서 걸음마를 배웠기 때문이에요. 기억도 나지 않을 만큼 어린 시절에 우린 부모의 걸음걸이를 그대로 따라 했답니다.

영화 〈미션임파서블 로그네이션〉에 보안 검사로 걷는

자세를 분석하는 장면이 나옵니다. 지문이나 홍채 인식만큼 걷는 자세는 절대 조작할 수 없는 요소라고 해요. 그만큼 그 사람만의 고유한 걸음걸이가 있고, 걸음걸이는 쉽게 바꿀 수 없어요.

바르게 걷는 자세를 알려주는 학교도 있고 전문가도 있지만, 시간을 들여서 열심히 노력하지 않으면 어릴 때의 걷는 자세로 평생을 삽니다. 걷는 자세에 따라서 발달하는 근육이 정해지고, 나아가 삶의 자세도 닮아가요.

걷는 자세를 보면 인생길을 걸어가는 태도가 드러나요. 조심스레 얌전히 걷는 이는 살아가는 태도도 신중하고 소극적인 편이고, 성큼성큼 걷는 이는 추진력이 있는 만큼 성공과 실패의 파고도 크죠.

어찌 되었건 우리는 어린 시절에 부모님의 걸음걸이를 따라 하면서 세상을 살아가는 태도까지 배웠습니다. 좋든 싫든 그 걸음걸이와 태도는 대를 이어서 아이에게 물려주고 있거나 주게 되겠지요.

유전자의 관점에서 보면 시간은 동그라미를 그리는 것 같아요. 같은 유전자가 새로운 몸에 담겨 또다시 순환을 시작하니까요. 부모가 갔던 그 인생길을 가고, 부모가 걷는 모습대로 걸어요. 걸어가는 길과 걷는 모습이 너무도 닮아서 아주 멀리서 보면 둘은 한 사람입니다.

그 인생길을 그 태도로 걸어가는 일은 대와 대를 이어서 전해지고 있습니다. 우리는 유전자를 실어 나르는 수레로 기능하고 있다고 봐도 과언이 아닐지 몰라요.

그렇다면 인간의 삶에서 시간의 흐름은 일직선이 아닌 동그라미예요. 부모의 태도가 새로운 내 몸에 새겨져 순환하듯이 하루의 시간도 아침에서 밤으로, 다시 아침으로 둥글게 돕니다. 1년이라는 시간도 겨울에서 봄으로, 봄에서 겨울로 둥글게 돌며 순환하죠.

아기로 시작한 삶은 한 바퀴를 돌아서 노인이 됩니다. 노인이 되어갈수록 어릴 때와 자세가 비슷해지잖아요. 무릎이 벌어지고 아장아장 주춤주춤 걷게 되죠. 정말 나중에는 아기처럼 숟가락을 쥐여줘야 하고 기저귀를 차기도 하지요. 그러다가 정말로 아기처럼 누워 있게 되고, 돌아갑니다. '죽는다'가 아니라 '돌아간다'는 표현 참 아름답지 않나요.

삶의 시간이 일직선이라는 관념은 마치 수학처럼 순수관념일 뿐이에요. '몸'이라는 삶의 변수가 개입되는 순간, 시간은 동그라미를 그리며 굴러갑니다. 그 사실을 잊지 않으려면 이따금 동그라미를 만져보아야 하죠.

'몸이 여기 있구나.'

'이 친구와 함께 살아가고 있구나.'

이걸 느끼는 순간에는 시간의 동그라미를 만져보는 겁니다. 인생길이라는 동그라미를 만지는 거예요. 몸을 가진 존재로서의 나, 동그라미 시간 속의 나, 지금 어느 시간대를 둥글게 걸어가고 있을까요?

우리의 발걸음은 여기에서 끝이 납니다. 지금까지 읽고 쓰기 좋은 몸을 통해 나에 대해서 이해해보는 시간을 가졌어요. 몸이라는, 삶이라는 동그라미 시간을 걷다 보면 어느 접점에서 우린 또 만날 수 있겠지요? 그때까지 부디 몸도 마음도 안녕히 지내시기를! 지금까지 읽어주셔서 고맙습니다.

주석

1 칼 구스타프 융, 정명진 옮김,《쿤달리니 요가의 심리학》, 부글북스(2018), 65쪽.

2 아르투어 쇼펜하우어 지음, 박제헌 옮김,《남에게 보여주려고 인생을 낭비하지 마라》 페이지2(2023), 328쪽.

3 카렌 호나이 지음, 이희경 외 옮김,《카렌 호나이의 정신분석》 학지사(2006), 187쪽.

4 롤프 게이츠 지음, 김재민 · 김윤 옮김,《요가 매트 위의 명상》, 침묵의 향기(2021), 61~62쪽.

5 신동원 · 김남일 · 여인석 지음,《한 권으로 읽는 동의보감》, 들녘(2009), 688쪽.

6 전진아, 〈지표로 보는 한국여성의 정신건강〉,《보건복지포럼》(한국보건사회연구원, 2016), 235권, 47쪽.

7 플라톤 지음, 박정자 옮김,《플라톤의 몸 이야기》, 인문서재(2013). 90쪽.

8 같은 책, 96쪽.

9 배영 지음,《지금, 한국을 읽다》, 아날로그(2018), 199쪽.

10 아서 프랭크 지음, 메이 옮김,《아픈 몸을 살다》, 봄날의책(2017), 114쪽.

11 이케가야 유지 지음, 이규원 옮김,《교양으로 읽는 뇌 과학》, 은행나무(2015), 291쪽.

12 G.레이코프, M.존슨 지음, 임지룡 외 옮김,《몸의 철학》, 박이정출판사(2002), 83쪽.

13 같은 책, 801쪽.

14 캐럴라인 윌리엄스 지음, 이영래 옮김,《움직임의 뇌과학》, 갤리온(2021), 235쪽.

15 앤 스완슨 지음, 곽병호 옮김,《요가의 과학》, 사이언스북스(2020), 192쪽.

16 박석준 지음,《동의보감, 과학을 논하다》 바오출판사(2015), 51쪽.

17 남회근 지음, 신원봉 옮김,《황제내경과 생명과학》, 부키(2015), 53쪽.

18 빌 브라이슨 지음, 이한음 옮김,《바디》 까치(2020), 493쪽.

19 크리스티안 노스럽 지음, 강현주 옮김,《여성의 몸 여성의 지혜》, 한문화(2016), 411쪽.

20 미셸 투르니에 지음, 김화영 옮김,《짧은 글 긴 침묵》, 현대문학(2004), 132~33쪽.

내 몸을 읽고 쓰는 힘
몸해력

초판 발행 · 2024년 7월 10일

지은이 · 디아
발행인 · 이종원
발행처 · (주)도서출판 길벗
브랜드 · 더퀘스트
출판사 등록일 · 1990년 12월 24일
주소 · 서울시 마포구 월드컵로 10길 56(서교동)
대표전화 · 02)332-0931 | **팩스** · 02)323-0586
홈페이지 · www.gilbut.co.kr | **이메일** · gilbut@gilbut.co.kr
대량구매 및 납품 문의 · 02) 330-9708

기획 및 책임편집 · 박윤조(joecool@gilbut.co.kr) | **편집** · 안아람, 이민주 | **디자인** · 박상희
마케팅 · 정경원, 김진영, 김선영, 최명주, 이지현, 류효정 | **유통혁신팀** · 한준희
영업관리 · 김명자, 심선숙 | **제작** · 이준호, 손일순, 이진혁 | **독자지원** · 윤정아

교정교열 및 전산편집 · 이은경 | **CTP 출력, 인쇄, 제본** · 정민

ISBN 979-11-407-0956-4 03510
(길벗 도서번호 040261)

정가 16,800원